Reuter/Epple/Reuter   Die Prostata und ihre Krankheiten

Professor Dr. med. Hans Joachim Reuter
Dr. med. Walter Epple
Dr. med. Matthias A. Reuter

Die Prostata und ihre Krankheiten

Vorbeugung/Behandlung und Operation/
Potenzstörungen

≡ TRIAS THIEME HIPPOKRATES ENKE

Anschriften der Autoren:

Prof. Dr. med. Hans Joachim Reuter
Dr. med. Walter Epple
Dr. med. Matthias A. Reuter
Humboldtstraße 16
7000 Stuttgart 1

Zeichnungen von:
Werner Grosser, Lienersbach
Günther Bosch, Stuttgart

Umschlaggestaltung und
Konzeption der Typographie:
B. und H. P. Willberg, Eppstein/Ts.

Umschlagzeichnung:
Friedrich Hartmann, Stuttgart

*CIP-Titelaufnahme
der Deutschen Bibliothek*

Reuter, Hans Joachim:
Die Prostata und ihre Krankheiten:
Vorbeugung, Behandlung und Operation,
Potenzstörungen / Hans Joachim Reuter;
Walter Epple; Matthias A. Reuter. [Zeichn.
von: Werner Grosser; Günther Bosch]. – 6.,
neubearb. u. erw. Aufl. – Stuttgart: TRIAS
Thieme Hippokrates Enke, 1989
  Bis 5. Aufl. im Verl. Thieme, Stuttgart,
New York
  5. Aufl. u. d. T.: Reuter, Hans Joachim:
Ärztlicher Rat für Prostatakranke und
Frauen mit Blasenleiden
NE: Epple, Walter:; Reuter, Matthias A.:

(Die 1.–3. Auflage erschien mit dem Titel
›ABC für Prostatakranke‹, die 4. Auflage
unter dem Titel ›Ärztlicher Rat für Prostatakranke‹, die 5. Auflage unter dem Titel
›Ärztlicher Rat für Prostatakranke und
Frauen mit Blasenleiden‹ mit der ISBN
3-13-389505-2 im Georg Thieme Verlag innerhalb der Reihe ›Thieme Ärztlicher Rat‹)

© 1967, 1989 Georg Thieme Verlag
Rüdigerstraße 14,
D-7000 Stuttgart 30.
Printed in Germany
Satz: Gulde-Druck GmbH,
Tübingen, gesetzt auf Linotron 202,
System 4
Druck: Gulde-Druck GmbH,
Tübingen

ISBN 3-89373-049-4   2 3 4 5 6

Wichtiger Hinweis: Medizin als Wissenschaft ist ständig im Fluß. Forschung und klinische Erfahrung erweitern unsere Kenntnisse, insbesondere was Behandlung und medikamentöse Therapie anbelangt. Soweit in diesem Werk eine Dosierung oder eine Applikation erwähnt wird, darf der Leser zwar darauf vertrauen, daß Autoren, Herausgeber und Verlag größte Mühe darauf verwandt haben, daß diese Angabe genau dem **Wissensstand bei Fertigstellung des Werkes** entspricht. Dennoch ist jeder Benutzer aufgefordert, die Beipackzettel der verwendeten Präparate zu prüfen, um in eigener Verantwortung festzustellen, ob die dort gegebene Empfehlung für Dosierungen oder die Beachtung von Kontraindikationen gegenüber der Angabe in diesem Buch abweicht. Das gilt besonders bei selten verwendeten oder neu auf den Markt gebrachten Präparaten und bei denjenigen, die vom Bundesgesundheitsamt (BGA) in ihrer Anwendbarkeit eingeschränkt worden sind. Benutzer außerhalb der Bundesrepublik Deutschland müssen sich nach den Vorschriften der für sie zuständigen Behörde richten.

Geschützte Warennamen (Warenzeichen) werden *nicht* besonders kenntlich gemacht. Aus dem Fehlen eines solchen Hinweises kann also nicht geschlossen werden, daß es sich um einen freien Warennamen handele.
Das Werk, einschließlich aller seiner Teile, ist urheberrechtlich geschützt. Jede Verwertung außerhalb der engen Grenzen des Urheberrechtsgesetzes ist ohne Zustimmung des Verlages unzulässig und strafbar. Das gilt insbesondere für Vervielfältigungen, Übersetzungen, Mikroverfilmungen und die Einspeicherung und Verarbeitung in elektronischen Systemen.

Zu diesem Buch 9

Was ist die Prostata?

Aufgaben der gesunden Prostata 11

Gestalt, Größe und Lage der Prostata 14

Erkrankungen der Prostata und ihre Ursachen in Abhängigkeit vom Lebensalter

Kindliche Prostata 16

Prostata des Jugendlichen und Erwachsenen 16

Altersprostata (Prostatahypertrophie, -hyperplasie, -adenom, -fibrom, -myom, »Blasenhalskropf« 17

Entzündungen der Geschlechtsorgane (Adnexitis)

Prostatitis und Urethritis
Entzündungen der männlichen Geschlechtsorgane
(Prostata, Harnröhre, Samenblasen, Nebenhoden, Hoden) 19

Hypochondrie 21
Akute Prostatitis 25
Chronische Prostatitis 30
Sonderformen der Prostatitis 34

Vorbeugung und Behandlung der chronischen Prostatitis
und Urethritis 43

Allgemeines Verhalten 45
Ernährung 46
Lebensweise 46
Die Behandlung von Unterleibsentzündungen 50

AIDS im Bereich des Genitale und der Harnwege 54

Die Ansteckung mit dem AIDS-Virus (Infektionsweg) 54
*An welchen Krankheitserscheinungen erkennt man
die AIDS-Erkrankung* 56
Wie kann man AIDS vermeiden (Vorsorge)? 57

Kurbehandlung der chronischen Unterleibsentzündung 58
Hygiene 59
Zeugungsfähigkeit und Ehe 61
Impotenz 64
Impotenz und ihre Behandlung 64
SKAT-Behandlung 65
Penisprothese 69

Altersprostata

Geschichtliches 77
Ursache der Altersprostata 78
Krankheitssymptome 80
Johannistrieb 81
Vorsorge-Untersuchung 91
Vorbeugende und konservative Behandlung der Altersprostata 92
Allgemeine Vorbeugung von Altersschäden und Krankheiten innerer Organe 92
Spezielle Vorbeugung und Behandlung der Prostatageschwulst, ihrer Symptome und Krankheitsfolgen 94
Die urologische Untersuchung des Prostatakranken 103
Allgemeinuntersuchung 104
Die speziellen Untersuchungen 107
Die Vorsorgeuntersuchung des Urogenitalsystems 120

Operation der Prostata 122

Der Risikopatient 123

Transurethrale Prostatektomie
(Elektroresektion, TURP) 124

Technik der endoskopischen Operation 127

Chirurgische Prostatektomie
(Schnittoperation, offene Methode) 131

Die Bluttransfusion	133
Weitere Behandlungsverfahren der Altersprostata	134
Unterbindung der Samenleiter und Nebenhodenentzündung	135
Nachbehandlung des Prostataoperierten	136
Folgen für Harn- und Geschlechtsorgane (Entzündung, Stenose, Harnträufeln, Potenz)	136

Prostatakrebs

Symptome	139
Vorsorgeuntersuchung	140
Schutz vor Prostatakrebs	143
Behandlung des Prostatakrebses	146
Prostatakrebs und Hormone	147
Operation mit dem Messer oder die elektrische Resektion als Mittel erster Wahl	148
Strahlenbehandlung (Radiatio, Radiospickung)	151
Die medikamentöse Behandlung	152
Zusatzbehandlung	153
Geschwülste am Genitale (Hoden, Glied)	154
Hodentumor	154
Geschwülste am Penis	155

Harninkontinenz (unfreiwilliges Einnässen) 157

Gebrauch der Urinflasche	158
Bettnässen (Enuresis)	159

Nachwort 162

Erklärung der Fremdwörter aus der Urologie 164

Sachverzeichnis 170

Zu diesem Buch

Die Aufgabe dieses Ratgebers ist es, dem Laien einen verständlichen Einblick in urologische Krankheitsbilder und eine geraffte Übersicht der Behandlungsmöglichkeiten zu geben. Der Patient wird häufig durch pseudowissenschaftliche Veröffentlichungen und nicht selten unseriöse, sensationelle Berichte über oft unzureichend erprobte alte und neue Methoden, Mittel und Kuren verunsichert. Eine klare Stellungnahme mit Hilfe von fundiertem Grundlagenwissen zu bewährten Methoden soll das notwendige gegenseitige Vertrauen festigen oder wieder herstellen.

Der Therapiekongreß 1980 in Karlsruhe knüpfte mit dem Motto »Gesundheit durch Pflanzen« erfreulicherweise an das mittelalterliche »Gegen jede Krankheit ist ein Kraut gewachsen« an. Dieser Ausspruch stammt von Paracelsus (Bombastus von Hohenheim, 16. Jahrhundert); er hat aber auch Arsen zur Syphilisbekämpfung eingeführt und ist so ein Vorbegründer der Chemotherapie. Letztlich sind auch die klassischen Antibiotika, wie z. B. das Penicillin, ursprünglich natürliche Pilzgifte! Der Pferdefuß der verhängnisvollen Allergiezüchtung zeigt sich ja vor allem bei den synthetischen Stoffen, welche heute unentbehrlich sind und deren weise Beschränkung jedem Arzt am Herzen liegt.

Der Patient wird mit dem Wissen des Büchleins ein aufgeklärter Gesprächspartner des Arztes – ein wichtiger Vorteil in der leider oft überrationalisierten, modernen Praxis. Die Einheit von Körper und Seele (Mikrokosmos nach Paracelsus) kann zwangsläufig im Alltag nicht immer im Sinne der Ganzheitsmedizin betrachtet werden; Psyche und Vegetativum mit ihrem irrationalen Auf und Ab, sowie die von unübersehbaren Einflüssen (z. B. ens astrale – Einfluß der Gestirne nach Paracelsus) gesteuerten Lebensrhythmen überfordern nicht selten den Arzt. Auch hierfür soll der Patient etwas Verständnis bei der Lektüre des Buches gewinnen. Zudem setzt der Arzt mit seiner Behandlung häufig nur einen Prozeß in Gang, der vom Patienten selbst aufgenommen, unterhalten und sinnvoll gesteuert werden muß. Dazu gehört aber ein nicht geringes Maß an Wissen und Verständnis des Kranken, um mit dem Arzt zusammenarbeiten zu können.

Besonders berücksichtigt werden die in der praktischen Urologie schon immer im Vordergrund stehenden Naturheilverfahren, also auch die pflanzliche, homöopathische und anthroposophische Medizin. Ihre Begründer und Verfechter haben das große Verdienst, Umweltschutz und biologische Zusammenhänge aus Idealismus in einer Zeit erforscht zu haben, in der man noch nicht alles mit den Maßstäben der institutionalisierten Wissenschaft beurteilte. Dies geschah längst vor der heute in Mode gekommenen und doch unzureichend praktizierten Gesundheits- und Freizeitwelle, die nicht selten aus leicht durchschaubaren Motiven fehlgesteuert wird.

Zuletzt möchten wir den Lesern einen guten Rat zukommen lassen: Viele Krankheiten lassen sich vermeiden und ein Großteil der Pillen einsparen, wenn vernünftig gelebt und getrunken sowie salz- und fettarm gegessen wird. Auch sollten Zigaretten und Alkohol weitgehend gemieden und dafür der Körper um so mehr natürlich bewegt werden – mit Armen und Beinen anstelle von Geräten und Maschinen. Gelegentliches »Sich-gehen-Lassen« ist menschlich und durchaus erlaubt!

Die Autoren

Was ist die Prostata?

Die Prostata (Vorsteherdrüse) ist ein Teil der männlichen Geschlechtsorgane, zu denen die Hoden, Nebenhoden, Samenleiter, Samenblasen und das Glied mit der Vorhaut gehören. Sie befindet sich im kleinen Becken am Ausgang der Harnblase (Blasenhals), dort umfaßt sie ringförmig den Anfang der Harnröhre, die Rückseite der Prostata wird von der Schleimhaut des Enddarmes (Rektum) überzogen (Abb. 1 a). Als Drüse sondert sie ein alkalisches Sekret von schleimiger Konsistenz ab, das sich beim Samenerguß mit der Samenflüssigkeit vermischt und so die Beweglichkeit der zuvor ruhenden Samenfäden entfacht. Wenn sich nun am Ende des Geschlechtsverkehrs der Samen aus den Samenblasen in die Harnröhre ergießt, entsteht das Ejakulat als sogenannter Sieben-Drüsen-Saft aus den Sekreten beider Hoden, der zwei Samenblasen, der Prostata und beider Schwellkörperdrüsen der Harnröhre (Abb. 1 a, 1 b und 2).

Aufgaben der gesunden Prostata

Im gesunden Organismus führt die Prostata infolge ihrer Lage in der Tiefe des Beckens ein verborgenes Dasein. Dem Laien ist diese Ge-

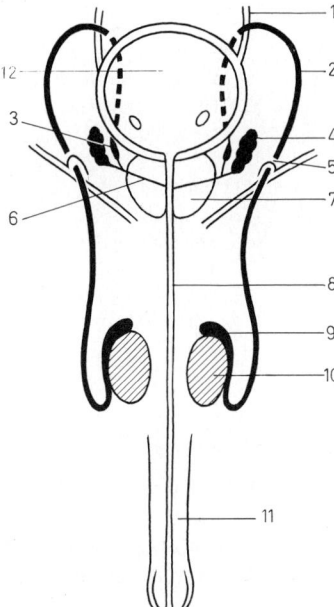

Abb. 1 a Schematische Darstellung des Verlaufes der ableitenden Samenwege.
1. Harnleiter (Ureter)
2. Samenleiter
3. Ampulle des Samenleiters
4. Bläschendrüse (Samenblase)
5. Leistenkanal
6. Spritzgang
7. Vorsteherdrüse (Prostata)
8. Harnröhre (Urethra)
9. Nebenhoden
10. Hoden
11. Penis
12. Harnblase.

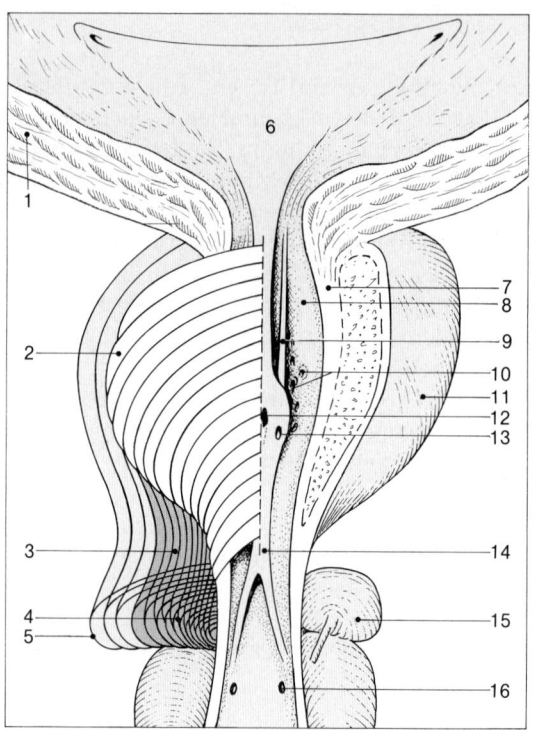

Abb. 1 b   Prostatische (hintere) Harnröhre. Schnitt durch die rechte Hälfte der Prostata.
Links ist die Anatomie des Blasenhalses dargestellt (nach Hauri 1983).
1. Dreischichtige Muskulatur der Blasenwand
2. äußere spiralige Muskelschicht der Harnröhre
3. 4. 5. äußerer Schließmuskel
6. Blasendreieck
7. innere Muskelschicht der Harnröhre
8. prostatische Harnröhre
9. Samenhügelleiste
10. Grübchen mit Drüsenausgängen
11. Prostata (medial aufgeschnitten)
12. »Männliche Gebärmutter«
13. Samengang und Samenhügel
14. Bändchen des Samenhügels
15. Bulbäre Harnröhrendrüse (Cowper)
16. Ausführgang der Harnröhrendrüse
(Nach H. J. Reuter, Atlas der urologischen Endoskopie, Bd. 2, G. Thieme Verlag Stgt. 1984)

schlechtsdrüse oft unbekannt, zumindest ist ihm ihre Bedeutung unklar. Für viele hat die Prostata jedoch etwas Geheimnisvolles und gleichzeitig Unangenehmes an sich: Wenn sie erwähnt wird, geschieht es meist im Zusammenhang mit Beschwerden und Krankheiten des höheren Lebensalters. Nicht selten wird die medizinische Bezeichnung »Prostata« vom Laien

Aufgaben der gesunden Prostata

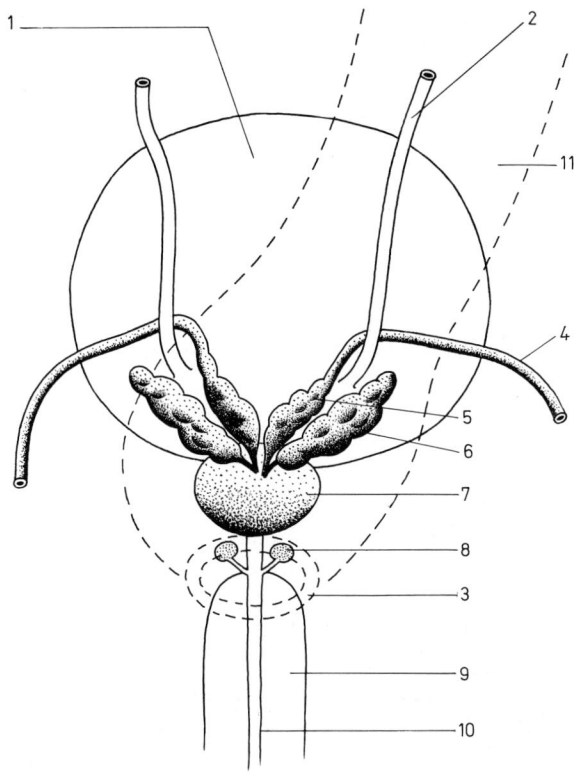

Abb. 2 Aufsicht auf Harnblase und Prostata von hinten.
1. Rückseite der Blasenwand
2. Harnleiter (Ureter)
3. After (Anus)
4. Samenleiter
5. Ampulle des Samenleiters
6. Bläschendrüse
7. Prostata
8. Bulbourethraldrüse
9. Schwellkörper des Penis
10. Harnröhre (Urethra) mit einmündenden Bulbourethraldrüsen
11. Mastdarm (gestrichelt); der Rückseite der Harnblase aufliegend.

fälschlicherweise direkt als Krankheitsbegriff verwandt, und zwar summarisch für eine Vielzahl verschiedenartiger Leiden, die Schmerzen beim Wasserlassen und im Unterleib verursachen. Unter Prostata ist jedoch kein Krankheitsbegriff zu verstehen, es ist lediglich der lateinische Name für Vorsteherdrüse.

Die Prostata hat außer der Aufgabe der Sekretion noch andere Funktionen, die teils mit ihrer Eigenschaft als Geschlechtsdrüse zusammenhängen, teils mit ihrer Lage an der Nahtstelle von Geschlechtswegen und Harnwegen (Abb. 1 a). Harnwege und Samenwege treffen in der Harnröhre an der Stelle zusammen, wo die Prostata die Harnröhre wie ein Ventil umschließt. Von hier ab haben Samenflüssigkeit und Harn den gleichen Abflußweg durch die Harnröhre nach außen.

Die Prostata verschließt die Drüsengänge und Samenwege zur Harnröhre hin und schützt diese so gegen das Eindringen von Urin während des Wasserlassens. Der innere Blasenschließmuskel sorgt zusammen mit glatten Muskeln der Prostata beim Ausstoß der Samenflüssigkeit aus den Samenblasen und Nebenhoden dafür, daß die Harnröhre gegen die Blase zu verschlossen wird. Dem Ejakulat wird daher der Weg in die Blase versperrt, es kann nur noch nach außen, durch die Harnröhre bzw. den Penis abfließen. Für die reibungslose Funktion dieses Schaltmechanismus sorgen zwei Schließmuskeln: der innere, unbewußt gesteuerte, am Ausgang der Harnblase und oberen Rand der Prostata sowie der äußere, dem Willen unterworfene Schließmuskel am unteren Rand der Prostata, der die Harnröhre umgibt und das bewußte Wasserlassen ermöglicht.

Gestalt, Größe und Lage der Prostata

Die Prostata ist ein muskel- und bindegewebsreicher Drüsenkörper mit 30 bis 80 einzelnen Drüsengruppen, die jeweils eine eigene Öffnung zur Harnröhre hin haben. Da die Prostata eine Geschlechtsdrüse ist, entwickelt sie sich ebenso wie Hoden und Glied erst in der Zeit der Geschlechtsreife zu ihrer späteren funktionstüchtigen Gestalt und Größe. Sie hat Form und Umfang einer Kastanie.

Etwa durch die Mitte der Prostata führt die Harnröhre bei ihrem Austritt aus der Harnblase. Der größte Durchmesser der Prostata beträgt 3 bis 5 cm, das Gewicht liegt zwischen 15 und 20 Gramm. Sie fühlt sich gummiartig an und ist rötlich-grau. Ihre anatomische Lage wird bestimmt:

    a)   in der Senkrechten (Vertikalen) von der Beckenbodenmuskulatur, der sie aufsitzt, und von der Harnblase, die sich über sie wölbt;
    b)   in der Waagerechten (Horizontalen) von der Schambeinfuge und dem Darmausgang (Abb. 3, 4).

Diese Lage wird bei der ärztlichen Untersuchung genutzt, da der Zeigefinger die Prostata in etwa 2 cm Tiefe vom After her abtasten und ihre Hinterwand umgreifen kann. Wenn man dabei das Schambein als Widerlager benutzt, kann Drüsensekret aus Prostata und Samenblasen zur mikro-

Gestalt, Größe und Lage der Prostata

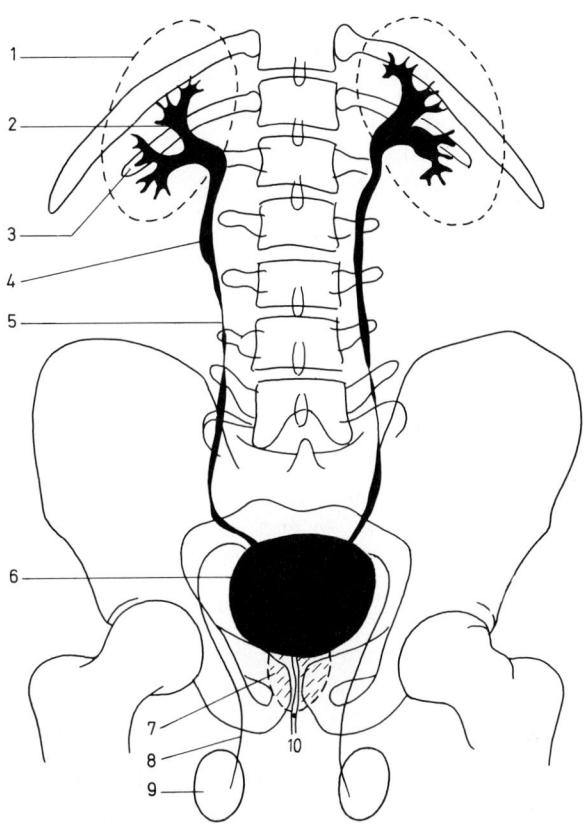

Abb. 3 Vereinfachte Röntgenpause nach intravenöser Einspritzung eines Röntgenkontrastmittels, das durch die Nieren ausgeschieden wird (intravenöses Pyelogramm).
1. Niere (gestrichelt)
2. Hohlsystem der Niere mit Kontrastmittelfüllung (schwarz)
3. zwölfte Rippe
4. Harnleiter (Ureter)
5. durch Peristaltik zusammengepreßte Stelle des Harnleiters
6. Kontur einer stark gefüllten Blase
7. Lage der Prostata (gestrichelt)
8. Samenleiter
9. Hoden
10. Harnröhre.

skopischen und bakteriellen Untersuchung ausgedrückt werden, das dann als »Exprimat« aus der äußeren Harnröhrenmündung austritt.

Nur mit Hilfe dieses »Prostatasaftes« kann die Diagnose einer Prostataentzündung (Prostatitis) exakt gestellt und klassifiziert werden. Trichomonaden werden besser erkannt, wenn ein Spezialmikroskop (Phasenkontrast) benützt wird.

Erkrankungen der Prostata und ihre Ursachen in Abhängigkeit vom Lebensalter

Die Krankheitserscheinungen der Prostata hängen von den verschiedenen Entwicklungsstadien und damit weitgehend vom Lebensalter des Patienten ab.

Kindliche Prostata

Das erste Entwicklungsstadium der Prostata umfaßt den Lebensabschnitt bis zur Pubertät. In diesen Lebensjahren ist sie für Arzt und Patient fast »stumm«. Lediglich angeborene Mißbildungen der Prostata, meist Spaltbildungen von Blase und Harnröhre infolge Entwicklungshemmungen beim Embryo, verlangen ein ärztliches Eingreifen. Zysten und gutartige oder bösartige Geschwülste treten in diesem Alter so selten auf, daß sie nur wissenschaftliches Interesse beanspruchen. Der Grund für diese »stummen Jahre« der Prostata liegt darin, daß sie bis zum 14. Lebensjahr sozusagen ein »ruhendes« Organ darstellt. Die Situation ist mit derjenigen der kindlichen Gebärmutter zu vergleichen.

Prostata des Jugendlichen und Erwachsenen

In der Pubertät wächst die Prostata in kurzer Zeit zu einem funktionstüchtigen Organ heran. Jetzt können Krankheitserscheinungen auftreten, die jedoch bis zum 20. Lebensjahr selten sind und dann meist in Form der »Prostatitis Jugendlicher« zu beobachten sind. Zwischen dem 20. und 40. Lebensjahr stehen akute und chronische Entzündungen des Drüsenkörpers der Prostata mit Beteiligung der Samenblasen im Vordergrund, die akuten Entzündungen – von Geschlechtskrankheiten abgesehen – sind jedoch selten. Die von Anfang an chronisch verlaufenden Formen sind gerade zwischen dem 30. und 50. Lebensjahr häufiger. Es ist zu betonen, daß die Prostata in diesem Lebensalter im allgemeinen keine echte geschwulstartige Vergrößerung, sondern lediglich entzündungsbedingte Anschwellungen aufweist. Allerdings kommen vom 40. Lebensjahr ab bereits Mischformen und Übergänge zum nächsten Entwicklungsstadium vor.

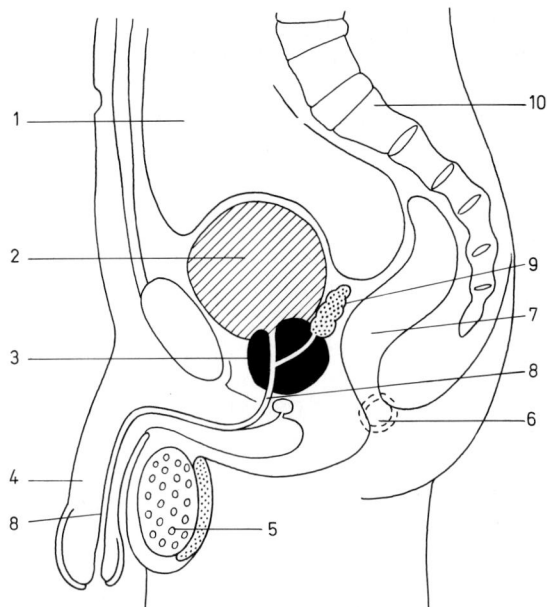

Abb. 4 Seitlicher Querschnitt durch das kleine Becken bei normaler Prostata und gefüllter Blase.

1. Bauchhöhle
2. Blase
3. Prostata
4. Penis
5. Hoden
6. After (gestrichelt)
7. Mastdarm
8. Harnröhre
9. Samenblase
10. Kreuzbein.

Altersprostata (Prostatahypertrophie, -hyperplasie, -adenom, -fibrom, -myom, »Blasenhalskropf«)

Die Vergrößerung in Form der Altersprostata setzt mit dem 40. Lebensjahr ein. Das Wachstum geht so langsam vor sich, daß die Mehrzahl der betroffenen Männer erst nach dem 60. Lebensjahr Störungen beim Wasserlassen bemerkt. Nur bei 5% der Prostataoperierten ist der Eingriff bereits vor dem 50., bei 10% zwischen dem 50. und 60. Lebensjahr notwendig. Da in diesen beiden Lebensjahrzehnten Mischformen von Entzündungen und Altersgeschwulst häufig vorkommen, läßt sich oft nur durch gründliche Untersuchung, vor allem Röntgendarstellungen, entscheiden, welche der beiden erwähnten Erkrankungen (Entzündung oder Vergrößerung) die Krankheitssymptome ausgelöst hat. Gelegentlich hat es den Anschein, als ob die beginnende Altersgeschwulst eine ruhende alte Entzündung wiederaufleben läßt und aktiviert. Je älter der Patient wird, desto mehr treten die entzündlichen Beschwerden gegenüber den reinen Altersbeschwerden zurück, obwohl die Entzündungen durch Sekretstauung und Verdrängung der Drüsensubstanz infolge Wachstums der Altersprostata zunehmen (in rund 80% der Fälle).

Die typische Altersprostata tritt in zahlreichen, verschiedenen Formen auf. Nach dem 60. Lebensjahr findet man dieses Leiden bereits bei drei von vier Männern, nach dem 70. Lebensjahr bei fast jedem Mann. Allerdings bemerkt nur jeder 2.–3. Mann mit Altersprostata auch Beschwerden. Man schätzt, daß etwa bei jedem siebten Mann mit vergrößerter Prostata eine Operation notwendig wird. Eine Sonderstellung nehmen Abszeßbildungen der Prostata, Tuberkulose, Bilharziose, Geschlechtskrankheiten und Krebs ein. Sie werden deswegen gesondert besprochen.

Ursache der Altersprostata ist das Adenom, eine gutartige Geschwulst, die von den Schleimdrüsen der Harnröhre ausgeht und primär mit der Prostatadrüse nichts zu tun hat (s. S. 75). Dieses Adenom ähnelt dem Myom der Gebärmutter und ist wie dieses häufig mehr oder weniger mit Muskelfasern und Bindegewebe (Myom, Fibrom) durchsetzt. Eine Unterscheidung zwischen Adenom und Fibrom ist nur mikroskopisch, jedoch nicht mit dem untersuchenden Zeigefinger möglich. Reine Formen sind selten, ein isoliertes Fibrom als Ursache der Altersprostata wird daher kaum beobachtet. Man spricht daher auch von einer »Adenofibromyomatose«. Die Geschwulst behindert nicht selten den Abfluß der Drüsenabsonderungen (Sekrete). Als Folge treten Entzündungen, Prostatasteine und Erweiterungen der Drüsenhohlräume mit vereinzelter Divertikelbildung auf. Häufig werden auch die sexuellen Funktionen beeinträchtigt.

Entzündungen der Geschlechtsorgane (Adnexitis)

Prostatitis und Urethritis
Entzündungen der männlichen Geschlechtsorgane (Prostata, Harnröhre, Samenblasen, Nebenhoden, Hoden)

An Beschwerden im Bereich der Prostata leiden 30% (!) der männlichen Bevölkerung, eine echte Prostataentzündung durch Krankheitserreger kann jedoch nur bei jedem dritten, also bei ca. 10% nachgewiesen werden. Prostatitis (Entzündung der Vorsteherdrüse) ist eine Sammelbezeichnung für zahlreiche, völlig verschiedene Krankheitsbilder mit den Merkmalen (Symptomen) der Entzündung. Nur bei wenigen Erkrankten ist die Prostata allein betroffen, meist sind auch andere Organe beteiligt, wie wir dies von vielen Krankheiten menschlicher Organe kennen. So ist es falsch, die »Prostatitis« als Krankheitsgeschehen isoliert zu betrachten. Ursache, Zustand und Ablauf der Prostatitis müssen immer im Zusammenhang mit den umliegenden Organen gesehen werden. Auch dem zugehörigen Nervensystem kommt gerade bei der Prostatitis eine bedeutende Rolle zu. In gewissen Fällen ist die Prostataerkrankung nicht Ursache, sondern zunächst Folge eines anderen Leidens, einer sogenannten Herderkrankung – z. B. Eiterprozesse von Gallenwegen, Blinddarm, Kieferhöhlen, Zahnwurzeln und Gaumenmandeln –, tritt dann aber später als Schwerpunktleiden in Erscheinung. Seelische Erkrankungen wie Neurose, Streß, Angst können Symptome der Prostatitis auslösen.

Die hintere Harnröhre wird von der Prostata umgeben und bildet ihre Innenwand, die von den zahlreichen Drüsenkanälchen der Prostata und den Samenkanälchen durchbohrt wird. Bei Prostatitis erkrankt sie regelmäßig mit. Von hier aus kann sich die Entzündung in die Harnblase fortsetzen (Abb. 6) und zu akuter oder chronischer Blasenentzündung (Zystitis, Abb. 7) führen.

Die Prostatitis kann sich auch auf den vorderen Anteil der Harnröhre übertragen. Die entzündeten Harnröhrendrüsen verstärken die Schleimproduktion. Es zeigt sich Ausfluß vom sogenannten »Morgentropfen« bis zur anhaltenden Absonderung, die Wäscheflecken hinterläßt. Fast regelmäßig setzt sich die Entzündung der Prostata in die Samenblasen fort. Von dort kann sie über die Samenleiter in die Nebenhoden oder selten in die

20 Entzündungen der Geschlechtsorgane

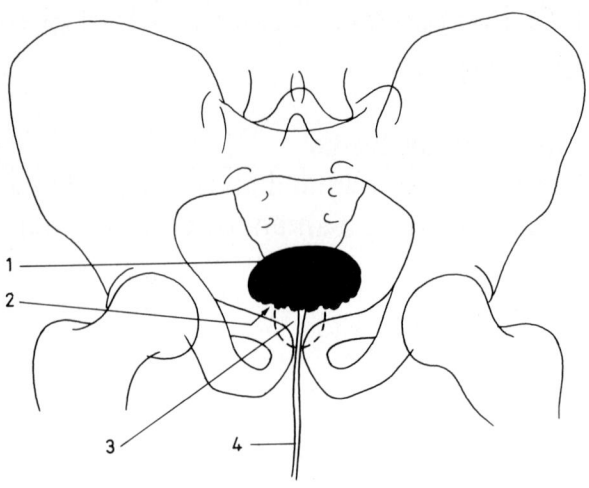

Abb. 5 Röntgendarstellung der Harnblase bei Prostatitis.
1. Harnblase (schwarz) mit Kontrastmittel gefüllt
2. unregelmäßige Kontur des Blasenbodens, verursacht durch chronische entzündliche Prozesse in der Blasenwand
3. Prostata (Kontur gestrichelt)
4. Harnröhre.

Hoden weitergeleitet werden. Diese Beteiligung der Samenwege nennt man entsprechend den Unterleibsentzündungen der Frau »männliche Adnexitis«. Greift sie auf die Gefäße der Schwellkörper des Gliedes über, ist dessen Erektionsfähigkeit in Frage gestellt (s. Kap. Impotenz).

In der Zusammenfassung zeigt sich also, daß die Diagnose »Prostatitis« als isolierte Erkrankung der Prostata meist nicht genügt und die Bezeichnung »Adnexitis« zutreffender, weil umfassender ist. Die lange Tradition der isolierten Krankheitsbetrachtung läßt uns jedoch auch heute noch fälschlicherweise an dem überlieferten Begriff festhalten. Welche Rolle die »Prostatitis« spielen kann, verdeutlicht die Erfahrung, daß die Prostataentzündung über Blase und Harnleiter bis in die Nieren aufsteigen und dort hochfieberhafte akute, aber auch unbemerkt chronische Nierenbecken- und Nierenentzündungen auslösen kann, die den gesamten Körper in Mitleidenschaft ziehen. Außerdem kann die entzündete Prostata als Streuherd zur Ursache von Erkrankungen rheumatischer oder arthritischer Art werden, ähnlich wie bei der Zahnwurzel- und Mandelentzündung. Sie führt auch häufig zur Beeinträchtigung des vegetativen Nervensystems, die ihrerseits als sogenannte vegetative Dystonie Störungen der Magen-Darm-Funktion mit Magengeschwüren oder Störungen in der seelischen (psychischen) Verhaltensweise wie Hypochondrie und Neurose auslösen können.

Zudem ist die Prostatitis nicht selten eine der Ursachen von Sexualstörungen. Im Extremfall tritt Impotenz und Zeugungsunfähigkeit infolge Veränderungen der Samenflüssigkeit auf.

Offensichtlich hat sich seit Anfang dieses Jahrhunderts am Krankheitsbild der Prostatitis praktisch nichts Wesentliches geändert. Schon damals erschienen umfassende Arbeiten, vor allem über ihre seelischen und körperlichen Hintergründe. Dabei wurde erkannt, daß dieses Leiden sowohl anlagebedingt als auch infolge erblicher Belastung auftritt. Es besteht häufig primär eine veränderte Reaktion und Funktion des Nervensystems oder zieht diese sekundär nach sich. Auslösend wirken dann Schädlichkeiten von außen, zu denen »Erkältungen«, aber auch mechanische Einwirkungen, wie z.B. infolge Autofahrens, gehören. Wider Erwarten hat die Mehrzahl der Erkrankten kein gestörtes Sexualleben.

Diese Übersicht über die vielfältigen Folgen einer »Prostatitis« zeigt deutlich, wie notwendig es ist, die Erkrankung der Prostata immer im Zusammenhang mit dem gesamten Organismus zu sehen. Erfreulicherweise stellt die Prostatitis in den meisten Fällen keine gefährliche Bedrohung der menschlichen Gesundheit oder Existenz, sondern nur eine gewisse unangenehme Belästigung dar. Diese erfordert lediglich gewisse Einschränkungen im täglichen Verhalten – ähnlich einer Diät bei Magenempfindlichen.

Hypochondrie

Die Kranken nehmen ihr Leiden oft zu schwer. Vereinzelt sind damit schlechte Leistungen im Beruf oder Schwierigkeiten im Privatleben verbunden. Vielfach ängstigt die Kranken der Verdacht auf Krebs, der jedoch bei Prostatitis nicht häufiger als sonst vorkommt. Auch unbegründete Angst vor Geschlechtskrankheiten oder gar AIDS besteht recht häufig und bildet den Anlaß für praktisch nutzlose Labortests, die alleine den Patienten beruhigen helfen!

Wir haben auch gesehen, daß die genaue Beschreibung der Krankheitssymptome, wie sie hier in unserem Buch geschieht, bei einzelnen Personen zu einer subjektiven Verstärkung des Leidens geführt hat. Andererseits haben zahlreiche Zuschriften gezeigt, daß die überwiegende Mehrzahl der Prostatitiskranken durch das Wissen um die Symptome unter konsequenter Behandlung in der Lage ist, ihre übertriebenen Reaktionen zu kontrollieren. Bereits die richtige Einstellung des Kranken zu seinem Leiden bringt eine Besserung, durch die er sich bestätigt fühlt und die ihm seine fast immer

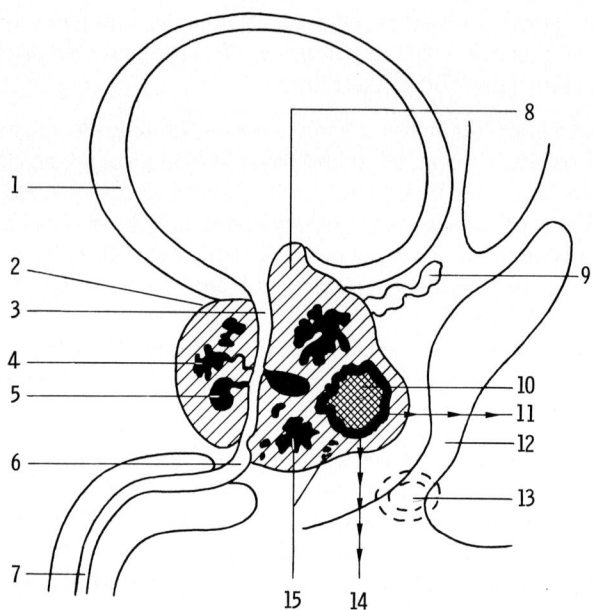

Abb. 6　Schematische Darstellung verschiedener Entzündungsformen der Prostata im Querschnitt.

1. Blasenwand
2. Prostata
3. hintere Harnröhre, umgeben von der Prostata
4. entzündlich veränderte Prostatadrüsen
5. Prostatadivertikel
6. mittlere Harnröhre
7. vordere Harnröhre und Penis
8. Mittellappen einer beginnenden Altersprostata
9. Bläschendrüse (Samenblase)
10. Prostataabszeß
11. Fisteldurchbruch zum Dickdarm
12. Mastdarm
13. After (gestrichelt)
14. Fisteldurchbruch zum Damm
15. Prostatasteine.

vorhandene extreme Krebsangst überwinden hilft (s. Brief eines Prostatitiskranken, nächste Seite).

　　Wenn sich der Prostatitiskranke und seine Lebensgefährten sinnvoll an der Erkennung und der Behandlung seines Leidens aktiv beteiligen kann, wird er nicht von einem Arzt zum andern laufen, ohne eine befriedigende Lösung seines Problems zu finden, da diese ja in ihm selbst und in seinen Lebensumständen liegt. Letztlich hilft bei der Überwindung der seelischen Störungen weniger der Arzt, als der Kranke sich selbst. Von großer Bedeutung ist das Verhalten der Partnerin oder des Partners. Sie können dem Kranken helfen oder aber durch psychologische Fehler seine

Depressionen bis zur Verzweiflung verstärken. Diese Zustände werden durch Vorwürfe, aber auch übertriebenes Mitleid, zu starke Bemutterung oder Fürsorge ebenso gefördert wie durch Abwendung oder gar Liebesentzug. – Immer sind Partneruntersuchungen anzuraten!

Autogenes Training, Yoga-Übungen und tägliche Körperübungen sind wertvolle Hilfen.

Brief eines Prostatitiskranken an seinen Arzt

Zum Verständnis für die Nöte eines Prostatitiskranken wird nachfolgender Brief auszugsweise wiedergegeben:

»Nachdem Sie mir bei meinem letzten Sprechstundenbesuch Ende Dezember sagten, daß sich mein Befund (Prostatitis und Zystitis) wesentlich gebessert habe, fällt es mir schwer, Sie erneut um ärztlichen Rat zu bitten. Es geschieht dies auch lediglich aus einem Dilemma heraus, das mich außerordentlich bedrückt. Ich möchte es Ihnen auf diesem Wege schildern, weil ich mich brieflich auch klarer und ausführlicher ausdrücken kann.

Zunächst muß ich auf ein – an sich banales – Ereignis zurückkommen, das eigentlich die Ursache meiner Befürchtungen war, mit meiner Blase könnte etwas nicht in Ordnung sein: Im Herbst vorigen Jahres, nachdem ich in meiner Heimatstadt mit alten Bekannten ausgiebig dem Wein zugesprochen hatte, war abends das WC besetzt, als ich nach Hause kam. Der Blasendruck und die plötzlich versperrte Möglichkeit, mir die erhoffte Erleichterung zu verschaffen, führten zu einer ungewollten Entleerung, ehe ich nach draußen in den Hof verschwinden konnte.

Mir versetzte dieses Erlebnis seinerzeit einen schweren Schock, denn die Unfähigkeit, den Harn in jeder Situation zu halten, verband sich mit Vorstellungen von einem äußerst unangenehmen körperlichen Defekt und dessen Auswirkungen. Nie hatte ich diesen Vorgängen, die sich – den Bedürfnissen entsprechend – stets nach Wunsch regeln ließen, irgendeine Beachtung geschenkt. Plötzlich regte sich ein »Organgefühl«; ich spürte in jeder Minute, daß ich eine Blase hatte, und es wuchsen die Unsicherheit und die Angst vor einem erneuten Versagen der willkürlichen Kontrolle des Entleerungsvorganges.

Glücklicherweise führten meine Befürchtungen dazu, daß durch Ihre Diagnose zwei Krankheitsvorgänge erkannt und behandelt wurden (Hydrozele und Entzündung der Harnwege). Trotzdem habe ich aber die Furcht vor einem, mit so vielen Peinlichkeiten behafteten, erneuten Versagen des Schließmuskels nicht überwinden können, so sehr ich mich auch mit Vernunftserwägungen und Willenskräften dagegen wehre. Der Schock von damals sitzt zu tief. Ich schlafe unruhig und schrecke oft auf, gequält von Vorstellungen des Bettnässens. Tagsüber ist ein brennendes Gefühl in der Blasengegend mit unterschiedlicher Intensität spürbar. Das stört mich durchaus nicht, solange ich eine Möglichkeit des Austretens in der Nähe weiß. Zu äußerst unangenehmen Erlebnissen kommt es allerdings, wenn die Situation »ausweglos« erscheint, beispielsweise im dichten Stadtverkehr, im Theater, beim Zahnarzt, bei wichtigen Besprechungen und Konferenzen usw. Dann steigt – unbewußt und unkontrollierbar – die Angst in mir auf, nicht austreten zu können. Das brennende Gefühl in der Blase (das ja normalerweise die Notwendigkeit der Entleerung anzeigt) wird durch die nervöse Erregung intensiver und ruft einen Zustand hervor, der mit beklemmendem Druck auf der Brust, starkem Herzklopfen und zunehmender Unruhe fast panikartigen Charakter annimmt. Es verstärkt sich der Eindruck, daß mir die willensmäßige Beherrschung des Schließmuskels jeden Augenblick entgleiten könnte, weil ich den Kausalzusammenhang zwischen dem intensiven Blasenschmerz und der unmittelbaren Abhilfe gedanklich nicht mehr zu trennen vermag.

Als lebensfroher und optimistischer Mensch stehe ich dieser Situation, die meiner Natur völlig fremd ist, hilflos gegenüber. Sie entzieht sich offenbar der willensmäßigen Beeinflussung. Die Sache scheint mir im Grunde nervlicher Art zu sein, denn nach Alkoholgenuß in gewissen Mengen verschwinden sowohl Blasenbeschwerden als auch Angstgefühle und stellt sich jene innere Gelassenheit ein, nach der ich mich sonst so oft sehne. Vielleicht könnte man kritischen Situationen, die man ja meist vorausahnt, mit einem auf das zentrale Nervensystem wirkenden Beruhigungsmittel vorbeugen, das die in meinem Fall erwünschten Begleiterscheinungen des Alkohols (den ich nicht als Therapie genießen möchte) hervorruft? Oder handelt es sich schon um ein neurotisches Problem, das die Beratung durch einen Nervenarzt erfordert?

Sie dürfen überzeugt sein, sehr geehrter Herr Doktor, daß ich Sie – nachdem Sie mir zuletzt einen so befriedigenden Befund mitteilten – mit dieser Sache nicht behelligt hätte, wenn ich mich aus eigener Kraft aus diesem Teufelskreis befreien könnte. Mein früher so solides Nervenkostüm ist recht fadenscheinig geworden, und meine berufliche und gesellschaftliche Existenz wird in einer kaum noch zu ertragenden Form belastet.«

Akute Prostatitis

Dieses Krankheitsbild kommt in reiner Form selten vor, wenn man von der durch Tripper bedingten Prostatitis absieht. Die akute Prostatitis ist stets ein schweres Krankheitsbild. Bei Jugendlichen und jüngeren Männern bis zum 40. Lebensjahr tritt sie nach »Erkältung« vor allem im Zusammenhang mit Durchnässung auf. Auch Sitzen auf kalten Steinen oder Bänken, auf dem Fahrrad, dem Motorrad oder im ausgekühlten Auto kann – ähnlich wie zu kalte Getränke aus dem Eisschrank – schlagartig eine Entzündung der Prostata ebenso wie eine Entzündung anderer Organe auslösen. Gefährlich sind auch Stöße oder Schläge, z. B. beim Fußballspiel auf den Damm (Körpergegend zwischen After und Hodensack) oder eine Reizung durch einen in der Harnröhre steckengebliebenen Fremdkörper (abgehender Nieren- oder Blasenstein, zur Onanie eingeführter Gegenstand wie Fruchtkern, dünne Wachskerze, Ventilschlauch u. a.). Weiter kann die Überempfindlichkeit gegen Medikamente und Reizmittel (z. B. zur Anregung des Sexus mit übertriebenen Manipulationen) wie auch Analverkehr ohne Gummischutz (gegen Darmbakterien) eine akute Prostatitis hervorrufen.

Sie beginnt häufig mit einer Harnröhrenentzündung, da die normale Keimflora (ständige Bakterienbesiedelung der Harnröhre, meist durch Staphylokokken) sich bereits aus geringem Anlaß verändern und zu entzündlichen Reaktionen führen kann. Erreger und Pilze, die zu Hautausschlägen, eiternden Wunden und Entzündungen von Harnblase oder Niere führen, können die normale Keimflora überwuchern und bei Schwächung der Infektabwehr die akute Entzündung auslösen. Desgleichen kann durch Behandlung von Erkrankungen mit Penizillinpräparaten oder anderen Antibiotika die normale Keimflora verändert, unterdrückt und angreifenden Krankheitskeimen Gelegenheit zum Überwuchern der normalen Keimflora oder zum Einwandern geboten werden. Meist handelt es sich um Darmbakterien, die über den Damm oder die Lymphwege einwandern. Man spricht in diesen Fällen von Autoinfektion (Selbstansteckung des Organismus). Bei 20% werden Mykoplasmen und seltener Chlamydien nachgewiesen (s. S. 37). Die Behandlung muß sofort mit keimtötenden Mitteln einsetzen, um eine Ausstreuung der Infektion z. B. über das Blut oder durch die Samenwege (Abszeßgefahr) zu verhüten.

Ursachen und Verlaufsformen der Prostatitis

Die Ursachen der Prostatitis lassen sich nach den hier vereinfacht wiedergegebenen Gesichtspunkten einteilen:

Einteilung nach der Art der Krankheitserreger
Prostatitis durch bakterielle Entzündung
- unspezifisch durch zahlreiche verschiedenartige Krankheitserreger hervorgerufen (Bakterien, Trichomonaden),
- spezifisch (Tuberkulose),
- venerisch (Geschlechtskrankheiten)

Prostatitis
ohne nachweisbare bakterielle Infektion durch Virus oder Kleinstlebewesen (z.B. Mykoplasmen, Chlamydien, Allergie, vegetative Störung, Wurmerkrankung, Pilze).

Periprostatitis:
Entzündungsprozesse greifen häufig in das die Prostata umgebende Gewebe über.

Einteilung nach dem Entstehungsweg
Als »aufsteigende« Harnröhrenentzündung dringt die Infektion von außen über die offene Harnröhre in die Prostata ein (z.B. venerische Infektion).

Als »absteigende« Harnwegsentzündung dringt die Infektion von den oberhalb der Prostata liegenden Harnwegen (aus dem Körperinneren) in die Prostata ein (z.B. Nieren-Blasenentzündung).

Als »fortgeleitete« Entzündung dringt die Infektion über die Lymphbahnen in die Prostata ein. Sie nimmt z.B. von Entzündungsprozessen am After ihren Ausgang (Folgen von Verstopfung, Hämorrhoiden, Darmfistel, Afterabszeß). Hier gehen die Lymphbahnen von Darm und Prostata zahlreiche Verbindungen ein, die die Entzündung »fortleiten«.

Über die Samenkanälchen werden Entzündungsprozesse von Hoden, Nebenhoden oder Samenblasen zur Prostata und umgekehrt weitergeleitet.

Mit dem strömenden Blut können Bakterien bei Infektionskrankheiten (Angina, Grippe, Typhus, Furunkulose, Wundrose, Lungenentzündung, Blutvergiftung und viele andere) oder aus chronischen, umschriebenen Eiterherden (Zähne, Rachenmandeln, Stirnhöhlen, Gallenblase, Blinddarm) in die Prostata transportiert werden und sich dort festsetzen.

Daher spielt bei jeder Prostatitis die Herdsuche und die Herdsanierung eine große Rolle.

Sexuell übertragbare Krankheiten
- venerisch. Dazu rechnet man vor allem den Tripper und die Syphilis (Lues) und AIDS.
- Krankheiten, die durch sexuelle Kontakte häufig verbreitet werden, aber nicht zu den klassischen Geschlechtskrankheiten gezählt werden, nennt man »STD« (sexually transmitted disease). Dazu gehören z. B. die abakterielle Urethritis (Mykoplasmen, Chlamydien, Trichomonaden).

Eine weitere Form der Entzündung ist die nichtspezifische Urethritis, die sogenannte Nicht-Gonokokken-Urethritis (NGU), diese bakterielle Urethritis kann je nach Erreger und Reaktion der erkrankten Harnröhre bzw. Prostata alle Krankheitserscheinungen vom leichten Brennen bis zur schweren Reizblase mit eitrigem Ausfluß verursachen und so einen Tripper vortäuschen. Die Bakterienkultur läßt den verursachenden Erreger in der Regel feststellen; es handelt sich dabei um Neisseria catarrhalis oder Mimea, Staphylococcus albus, Shuso-Bakterien etc.

Einteilung nach Art und Stärke der Krankheitssymptome
- Akute Prostatitis,
- chronische Prostatitis,
- Sonderformen der Prostatitis.

Für die Praxis ist die Einteilung nach Symptomen die zweckmäßigste und meist auch die einzig mögliche.

Fremdinfektionen treten vor allem durch den Geschlechtsverkehr auf. Neben der bekanntesten Infektion, der Gonorrhö (Tripper), werden auf diesem Wege Krankheiten übertragen, die man nicht zu den eigentlichen Geschlechtskrankheiten rechnet, die aber ebenfalls zur meist chronischen Prostatitis führen können. Solche Krankheitserreger sind z. B. Trichomonaden, die häufig als Schmarotzer in der Scheide leben. Sie können bei Mann und Frau Entzündungen verursachen, deren Behandlung nur dann erfolgreich ist, wenn sich beide Partner gleichzeitig einer speziellen medikamentösen Behandlung unterziehen. Im Gefolge dieser Erreger treten Kolibakterien oder Staphylokokken auf, die die Prostatitis nach Absterben der ursprünglichen Krankheitserreger (z. B. Trichomonaden oder Gonokokken) weiter unterhalten. Ein anderes Beispiel sind Militärlager, in denen sich oft tausend und mehr Männer mit dem gleichen Staphylokokkenstamm an der gleichen Infektionsquelle infizieren, so daß das Leiden als wissenschaftliche Bezeichnung mit dem Namen des Lagers versehen wurde.

Abb. 7 Akute Blasenentzündung (Zystitis), verursacht durch Einwanderung von Darmbakterien (Koli). Die Entzündung zeigt sich durch girlandenförmig angeordnete Geschwüre in der Blasenschleimhaut. Die blassen Geschwüre sind von einem hochroten Hof umgeben. Die Blutgefäße der Blase sind stark gefüllt.
1. Blasenschleimhaut mit Blutgefäßen
2. hochrote Geschwürskette in der Blase.

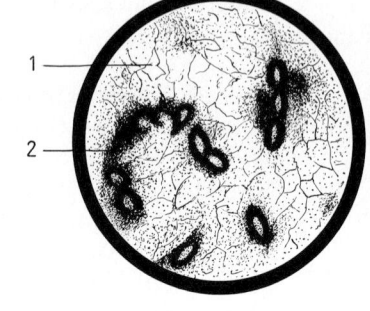

(Zeichnung nach einem Kolordiapositiv, photographiert durch einen Blasenspiegel, nach *H. J. Reuter,* Atlas der urologischen Endoskopie. Thieme, Stuttgart 1984).

Akute Prostatitis

Die Symptome der *akuten* Prostatitis sind immer außerordentlich heftig: Schmerzhaftes Brennen in Harnröhre und After, Blasenkrämpfe mit schmerzhaftem Harn- und Stuhldrang, schließlich akute Harnverhaltung. Jede Bewegung verstärkt den Schmerz, das Sitzen ist unmöglich. Meist bestehen hohes Fieber und ein schweres Krankheitsbild. Der Zustand kann Nierenkoliken, Blinddarmentzündung, Darmverschlingung, Brucheinklemmung, Bandscheibeneinklemmung und andere Krankheiten vortäuschen.

Bei der Untersuchung wird der Arzt rasch auf Prostata, Harnblase und Harnröhre als Zentrum der Entzündung stoßen. Besonders beim Einführen des Zeigefingers in den Mastdarm bei der rektalen Untersuchung (s. Abb. 19) gibt die äußerst schmerzhafte geschwollene Prostata bei gleichzeitiger Verkrampfung des Afterschließmuskels schnell einen diagnostischen Aufschluß. Die akute Prostatitis klingt mit und ohne Behandlung oft rasch ab und geht dann unbemerkt in den chronischen Entzündungszustand über. Daher sollte die ärztliche Behandlung so früh wie möglich einsetzen.

Probleme junger Männer

Junge Männer mit akuter Prostatitis haben an sich eine gute Heilchance. Leider sind sie aber in ihrem Verhalten und in der Durchführung der Behandlung oft nachlässig, so daß das akute Stadium leicht in ein chronisches übergeht. Während und nach jeder Prostataentzündung müssen nämlich alle körperlichen Überanstrengungen, Kälteeinwirkung, Freibaden, kühle Getränke, kalte Sitzgelegenheiten, Fahrten mit Skilift und anhaltende Erschütterungen wie beim Autofahren lange Zeit, also meist

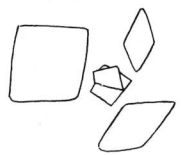

1. Harnsäure in Tafelform

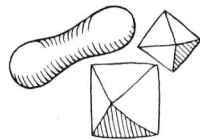

2. Kalziumoxalat in Hantelform und in Form von Oktaedern

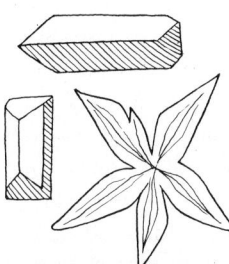

3. Tripelphosphat (Ammonium-Magnesium-Phosphat) in Form von sargdeckelähnlichen Prismen

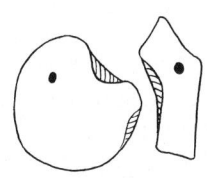

4. Plattenepithel der Vulva, der Scheide oder der Vorhaut

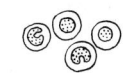

5. Leukozyten

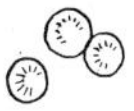

6. Erythrozyten

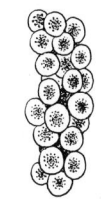

7. Leukozytenzylinder

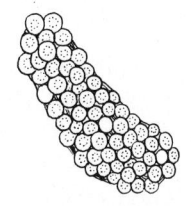

8. Erythrozytenzylinder

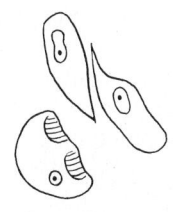

9. Epithelzellen der ableitenden Harnwege

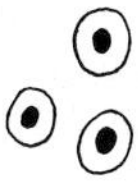

10. Bakterien mit schleimigem Hof (Koli)

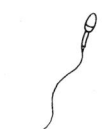

11. Samenzelle

12. Gonokokken (Trippererreger)

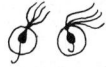

13. Trichomonaden

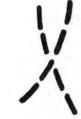

14. Stäbchenbakterien

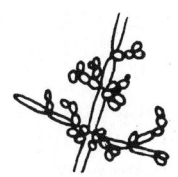

15. Pilzfäden (Candida albicans)

Abb. 8 Einige normale (1–4) und pathologische (5–15) Bestandteile des Harnsedimentes.

über Monate, vermieden werden. Auch Erregungszustände infolge Bohnenkaffee, Rauchen, Alkohol oder sexueller Betätigung können die Prostatitis wieder zum Aufflackern bringen. Wärmebehandlung wie bei der chronischen Prostatitis in Form von Sitzbädern und Fangopackung (z. B. in bequemer Anwendung zu Hause als Ichtho-Bad oder vorgefertigter Fangopreßpackung), Heizdecken in Bett und Auto, Moorbäder, Bestrahlungen usw. ist nach Abklingen der akuten Entzündungserscheinungen über längere Zeit angezeigt. Die Reizblase reagiert oft gut auf pflanzliche Präparate (Phytotherapie), z. B. Nomon oder auch Olren, sowie Thermalbewegungsbäder (Salhumin).

Chronische Prostatitis

Zahlreiche unterschiedliche Umstände verursachen dieses Krankheitsbild. Bei weniger als der Hälfte der Patienten können Entzündungserreger nachgewiesen werden. Bei vielen liegen Störungen des Nervensystems (vegetative Dystonie, Neurose) oder Veränderungen (Entzündung, Geschwulst) am Darmausgang vor (anogenitale Beschwerden, Verengung der Harnröhre, Stenose, Striktur) oder des Blasenausgangs vor.

Sie ist im Gegensatz zur akuten Entzündung der Prostata ein häufiges Leiden. Als Zwischenstufe besteht nicht selten ein dem akuten ähnliches Anfangsstadium, das aber nur Stunden anhält, dann nachläßt und schon nach wenigen Tagen in die chronische Verlaufsform übergeht. In vielen Fällen sind Ursprung und Ursache der chronischen Prostatitis unbekannt. Manchmal erinnert sich der Kranke an ähnliche Beschwerden vor einigen Wochen, Monaten oder sogar Jahren. Die chronische Prostatitis kann schon längere Zeit unerkannt bestehen, bis sie aus irgendeinem Anlaß (Untersuchung des Urins oder der Zeugungsfähigkeit, Auftreten von Ausfluß oder Kreuzschmerzen, bei der Suche nach einem Entzündungsherd) »zufällig« entdeckt wird oder auch infolge einer außergewöhnlichen Belastung Beschwerden verursacht. Früher hat man häufig die Onanie (geschlechtliche Selbstbefriedigung) als auslösenden Faktor der Prostatitis beschuldigt. Heute wissen wir, daß dies nur in Ausnahmefällen – wie z. B. nach Verletzungen der Harnröhre infolge Manipulationen mit Stäbchen oder Gummiröhren – zutrifft.

Die *Symptome* der chronischen Prostatitis gliedern sich in lokale (Umgebung des Entzündungsherdes), in allgemeine mit dem Nervensystem zusammenhängende Beschwerden und in Sexualstörungen.

Lokale Symptome gehen vor allem von der Harnröhre aus. Meist wird vom Kranken Ausfluß einer klaren oder milchigtrüben, schleimigen, selten blutigen Flüssigkeit aus der Harnröhrenöffnung in Portionen von einigen Tropfen am Tag bis zum Inhalt eines Teelöffels mit entsprechender Fleckenbildung in der Unterwäsche beobachtet. Das Auftreten von »Samenfluß« kann der Patient besonders während des Stuhlgangs beobachten. Dem Kranken fällt auf, daß der Harnstrahl anfangs trüb ist, bevor klarer Blasenurin entleert wird. Es wird deshalb die sogenannte Zweigläserprobe angestellt: Der Urin wird getrennt in Anfangs- und Hauptportion aufgefangen, verglichen und mikroskopisch, evtl. auch bakteriologisch untersucht. Beim Wasserlassen tritt oft ein lästiges Kitzeln oder Brennen in der Harnröhre auf, anschließend macht sich ein Gefühl großer Ermattung bemerkbar. Weiterhin treten unangenehme Empfindungen an Damm, Oberschenkel und After, ziehende Schmerzen an Hoden und Samenleiter auf. Letztere führen zum sogenannten Leistenschmerz. Diese Schmerzen sind immer unangenehm und belästigend, oft nur gering, oft aber infolge innerer Unruhe besonders beim Sitzen kaum erträglich. Sie können krampfartig oder auf eine Stelle konzentriert sein und so Symptome wie bei Harnleiterstein oder Blinddarmentzündung vortäuschen.

Wird die Blase in Mitleidenschaft gezogen, so werden Harndrang, Brennen in der Harnröhre, Blasenschmerzen, dumpfe Gefühle und drückende Schmerzen hinter dem Schambein, schließlich auch lästiges Nachträufeln des Harns nach dem Wasserlassen beobachtet. Greift die chronische Prostatitis auf die Samenwege über, treten Schmerzen im Unterleib vor, während und nach dem Geschlechtsverkehr auf. Der Samenerguß kann verfrüht erfolgen und so schmerzhaft sein, daß der Kranke jede geschlechtliche Betätigung vermeidet. Geringe, oft unbemerkte entzündliche Mitreaktionen der Nebenhoden sind häufig, selten dagegen Abszeßbildungen oder akute Nebenhodenentzündungen. Rostbrauner oder blutiger Samenerguß deutet unter Umständen auf eine »Adnexitis« infolge Miterkrankung der Samenblasen hin, ist aber auch Symptom anderer Erkrankungen, so daß immer eine ärztliche Untersuchung erforderlich ist.

Die *Allgemeinsymptome* der chronischen Prostatitis geben wenig Aufschluß über die Art der Erkrankung: Allgemeines Unwohlsein, Unlust, Schwächegefühl, Leistungsabfall. Meist vorhandene neuralgische Kreuzschmerzen oder Nackenschmerzen lassen irrtümlicherweise an einen Bandscheibenschaden denken. Da die chronische Prostatitis als Infektionsherd Krankheiten anderer Körperorgane, z.B. Herz oder Gelenke, durch Ausstreuung von Bakterien und Bakteriengiften (Toxinen) in die Blutbahn ungünstig beeinflussen kann, sollten bei entsprechenden Herz- und Gelenkleiden im Rahmen der Herdsuche immer auch die Prostata, ebenso wie Zähne und Mandeln, untersucht werden.

Beziehungen der Prostata zum übrigen Körper führen über das vegetative Nervensystem. Dieses reguliert u. a. die Tätigkeit der Verdauungsorgane, das Herz- und Kreislaufsystem und bildet die Verbindung zum Gehirn. Wenn nun Entzündungen der Prostata und anderer Organe diese Regulationen stören, sind Magen- und Verdauungsbeschwerden, Völlegefühl, Unlust und Ermüdungserscheinungen sowie nervöse Herz- und Kreislaufstörungen die Folge. Schließlich können auch psychische Veränderungen, Krebsangst, Depressionen mit Nachlassen der beruflichen Aktivität, Neurosen und Scheu vor der Verantwortung auftreten, so daß die Kranken zum Beispiel eine geplante Eheschließung immer wieder verschieben.

Zumindest über geringe Beschwerden seelischer Art klagen nahezu alle Patienten. Im Vordergrund stehen hierbei eine unerklärbare innere Unruhe, gestörter Schlaf, Müdigkeit, Stimmungstrübung, Vergeßlichkeit und Konzentrationsschwäche; darunter leiden mehr als 70% der Erkrankten. Unabhängig davon besteht häufig ein übermäßiges Schlafbedürfnis, auch Energielosigkeit, Grübeln, Neigung zum Weinen und seltener sogar Angst vor dem Tod. Eine Gießener Forschungsgruppe hat nun diese Patienten nach Persönlichkeitsmerkmalen gegenüber Gesunden untersucht:

»Da sie sich häufig in Auseinandersetzungen mit anderen Menschen befinden, bei denen sie nur schwer ihre eigenen Interessen durchzusetzen glauben, halten sie sich für ungeduldig und wenig zielstrebig. Sie glauben, die andern schätzen sie als schwach ein. Obwohl oder weil sie sich über ihre inneren Probleme häufig Gedanken machen, sich auch im Leben eher viel Mühe schaffen, sei ihre Durchsetzungsfähigkeit gering. Häufig stehen am Ende der Überlegungen Selbstvorwürfe. Man wünscht sich, die äußere Lebenssituation wäre anders, das könnte einem helfen.«

Dieses seelische Beschwerdebild (Neurose) ist jedoch für die Beurteilung des Leidens wichtig. Zum Verständnis der nervösen Situation seien 2 Krankengeschichten mitgeteilt (Med. Tribune Nr. 26, 1986):

»Ein 22jähriger Mann mußte – neben der typischen Prostatitis-Symptomatik mit Dysurie – Tag für Tag bis zu 30mal auf die Toilette zum Wasserlassen, davon 4- bis 5mal während der Nacht. Aufgrund dieser Beschwerden wurde er vom Wehrdienst befreit. Dann allerdings geschah das auf den ersten Blick »Unglaubliche«: Kaum war die endgültige Befreiung ausgesprochen, normalisierte sich seine Miktionsfrequenz auf das übliche Maß, und die Nykturie verschwand.«

Noch ein zweiter Punkt im Leben dieses Mannes scheint bemerkenswert: Es war ihm bis dato nicht möglich, einen Orgasmus zu erleben. Eine ausführliche biographische Anamnese brachte homosexuelle Neigungen des jungen Mannes an den Tag, die dieser aber nicht annehmen konnte. In einer Selbsterfahrungsgruppe gelang es ihm dann, seine Homosexualität zu akzeptieren und auch mit ihr zu leben. Mit ein Grund für das dauerhafte Verschwinden seiner »Prostatitis«-Symptomatik.

Auch das Schicksal eines weiteren Patienten stimmt nachdenklich: »*Ein 24jähriger Jurastudent erlebte schon viermal – jedesmal wenn er unter psychischem Streß stand – »Prostatitis«-Episoden mit häufigem Harndrang und Polyurie. Die Beschwerden verschwanden ebenso regelmäßig, wie sie gekommen waren – ohne Behandlung! Als es wieder einmal soweit war, befand sich der junge Student bei der Vorbereitung einer Abschlußprüfung und war mit dem Pensum zurück. Ein Urologe bezeichnete ihm gegenüber seine Erkrankung als typische »Prostatitis« und verordnete für 2 Wochen Antibiotika, die aber wirkungslos blieben.*«

Da der Patient nun durch die Diagnose »Prostatitis« auf eine Organerkrankung fixiert ist, jedoch durch die bisherige »Behandlung« keine Besserung fand, sucht er eine Universitätsklinik auf.

Damit ist der Reigen eröffnet: Die Universitätsklinik glaubt, mit einer fraglichen Stenose die Symptomatik erklären zu können. Folge ist die Einbestellung zur Urethrotomie (Harnröhrenschnitt), die dann aber ohne Angabe von Gründen kurzfristig abgesetzt wird. Zwar kann ein therapeutisches Gespräch den psychosomatischen Hintergrund der Beschwerden ausloten, die erste Verdachtsdiagnose »Prostatitis« hat sich aber in dem Patienten so sehr fixiert, daß er nicht mehr davon lassen kann. Daher läßt er sich in einer kleinen Klinik operieren, erwartungsgemäß ohne jeden Erfolg. Eine wegen anhaltender Beschwerden aufgesuchte Schweizer Universitätsklinik erwog, die Urethrotomie zu wiederholen.

Im Gegensatz zum ersten Fallbeispiel sind bei diesem Patienten die Chancen, von seiner Fixierung loszukommen, gering. Der Patient glaubt an seine »Prostatitis«, er ist auf diese Diagnose fixiert und erzwingt mehrere sinnlose Harnröhrenbehandlungen wegen »Stenose«. Bei jeder schwierigen Situation privater oder beruflicher Natur flüchtet er in diese Scheinkrankheit – er hat eine echte Neurose entwickelt. Erst eine Ehe mit einer dominanten (überlegenen), ihn führenden Frau kann ihm aus dieser Situation helfen. Seine Veranlagung bzw. sein Verhalten ändert sich nicht mehr entscheidend.

Sexualstörungen bei Prostatitis

Erstaunlicherweise sind Patienten mit Neurose häufiger als bevölkerungsstatistisch zu erwarten verheiratet und haben trotz ihrer Problematik nicht weniger Kinder. Im Gegensatz dazu klagt ungefähr die

Hälfte aller Prostatitiskranken über Sexualstörungen, wie z.B. zu frühen Samenerguß und schnell eintretende Übererregbarkeit. Weniger häufig wird mangelnde Gliedsteife (Erektion) und geschlechtliche Untererregbarkeit oder Juckreiz am Genitale bemerkt. Sexualstörungen äußern sich auch in Impotenz oder Unlust, Libidoverlust, Schmerzen beim Verkehr, Angst vor Versagen, fehlender Ejakulation etc. Afterbeschwerden beim Stuhlgang oder am Damm registrieren ebenfalls 50% der Patienten. Ausfluß aus der Harnröhre oder die Angst, nicht Wasser lassen zu können, haben immerhin noch etwa ein Drittel der an Prostatitis Erkrankten.

Zusammenfassend ist zu sagen, daß die chronische Prostatitis sich in zahlreichen Symptomen äußert, die aber nur in seltenen Fällen eine ernsthafte Belästigung des Patienten bedeuten. Sie sind im allgemeinen erträglich, deprimieren aber, schmälern den Leistungswillen und führen zur Hypochondrie (der Hypochonder glaubt kränker zu sein, als er ist). Gerade dagegen sollte der Kranke willentlich angehen. Dies ist, wenn auch unter Anstrengung, meist möglich, selbst wenn Rückschläge eintreten. Der Kranke, der sich gehen läßt, erschwert sich und seiner Umgebung wegen seiner Unausgeglichenheit das Leben (Gesundheitsgewissen). Vor allem der eigentümliche neurotische Gemütszustand mit Neigung zur Pedanterie in Kleidung (viele Unterhosen), zu bestimmten Gewohnheiten (Abneigung gegen unangenehme Lebensäußerungen des Körpers, Händewaschzwang, menschliche Selbstisolierung) und zu Angstzuständen vor unheilbaren Leiden, können bei entsprechender Selbstbeherrschung und intensiver Arbeit (Ablenkung) sowie mit gutem Willen weitgehend beherrscht werden. Besonders hervorzuheben ist die sogenannte Karzinophobie (übertriebene Krebsangst), die einer Flucht in die Krankheit gleichkommt. Dagegen ist zu sagen, daß Prostatakrebs im typischen Prostatitisalter (unter 45 Jahren) praktisch nicht auftritt.

Sonderformen der Prostatitis

Die bakterielle Prostatitis

Sie wird von zahlreichen verschiedenen Bakterienstämmen hervorgerufen und unterhalten. Diese Bakterien sind ursprünglich oft nur als Schmarotzer aus der Umgebung in die Harnwege eingedrungen (Enterokokken, Proteus, Kolibakterien u.a.) und besiedeln natürlicherweise den Dickdarm. Ebenso wie im Darm leben sie dann oft in gemischter Flora in den Prostatadrüsen. Durch eine Schwächung der Infektabwehr (Erkältung, Grippe usw.), aber auch ohne ersichtlichen Grund können diese Bakterien zunächst unbemerkt als Schmarotzer in der Prostata leben und plötzlich zu den beschriebenen Symptomen der chronischen Prostatitis führen. Dieselben Vorgänge treten in den Harn- und Geschlechtswegen der Frau auf, so daß immer nach der Partnerinfektion (oder sogar Familieninfektion) zu fahnden ist. Nicht alle Partner sind dafür empfänglich!

Gardnerellen z. B. leben in der Scheide und verursachen genitale Entzündungen. Beim Mann verursachen sie selten Entzündungen auf Eichel und Vorhaut; sie sind auch, meist ohne Beschwerden auszulösen, manchmal im Sperma nachweisbar (ähnlich wie Candidapilze).

Trichomonadenprostatitis

Neben dieser unspezifischen Prostatitis wird heute eine Sonderform der Prostatitis in zunehmendem Maß durch *Trichomonaden* ausgelöst. Trichomonaden gehören im Gegensatz zu Viren oder Bakterien bereits zur niedersten Form des tierischen Lebenskreises, den Flagellaten (Geißeltierchen). Sie bestehen aus einer einzigen Zelle. Mit mehreren Geißeln bewegen sie sich rasch fort. Die Unterscheidung zwischen tierischem und pflanzlichem Einzeller ist von Bedeutung, weil Trichomonaden absolut unempfindlich gegen alle bei bakteriellen Infektionen verwendeten Medikamente sind. wie z. B. Antibiotika, Penizillin, Sulfonamide, aber auch gegen Schaukelkost, pflanzliche oder homöopathische Mittel. Die diagnostische Erkennung der Trichomonaden ist also für den Behandlungserfolg mit spezifischen Medikamenten von fundamentaler Bedeutung.

Dafür gibt es verschiedene Methoden: *Der mikroskopische Nachweis der Trichomonaden* im Urin gelingt nur ausnahmsweise bei massivem Befall von Harnröhre und Blase. Die wichtigste Maßnahme ist die *mikroskopische oder kulturelle Untersuchung des Prostataexprimats*. Dieses gewinnt der Arzt durch Ausdrücken der Prostata mit dem Finger. Insbesondere bei starker Prostatitis ist diese Untersuchung unangenehm oder sogar schmerzhaft. Die Bedeutung für die Diagnostik rechtfertigt aber ihre Durchführung.

Die *Untersuchung des Scheidensekrets* der Partnerin ergänzt in vielen Fällen die Diagnostik. Leider entziehen sich Trichomonaden häufig dem mikroskopischen Nachweis bei Mann und Frau, da sie zeitweise als Schmarotzer in zu geringer Zahl auftreten und auch keine Krankheitssymptome auslösen. Bei der Frau bestehen oft nur etwas Ausfluß oder Jucken, beim Mann winzige Bläschen oder Rötungen an der Eichel. Eine Mischinfektion mit Pilzen (s. Abb. 8) ist vor allem bei Frauen nicht selten. Die Übertragung der Trichomonaden ist nicht endgültig aufgeklärt. Sie erfolgt vorwiegend im feuchten Milieu, also auf der Toilette (Türgriff, gemeinsames Handtuch, Klodeckel), Gemeinschaftsbadewanne im Betrieb, in öffentlichen Anstalten, aber auch innerhalb der Familie und besonders häufig im Schwimmbad; der Zusatz von Chlor o. ä. scheint keine Sicherheit gegen Trichomonadeninfektion zu geben. Wir empfehlen daher Händewaschen mit Wegwerf- oder Einmal-Handtüchern *vor* Benutzung der Toilette, Desinfektion von Klodeckel und Tür, z. B. mit Spray, Vermeiden der Berührung von Schamhaaren oder Penis mit dem Klodeckel. In einzelnen, besonders gefährdeten Fällen verordnet der Arzt prophylaktisch Salben oder Scheidenzäpfchen. Ebenso häufig werden Trichomonaden durch Verkehr übertragen. Die irrige Meinung, es handele sich um eine Geschlechtskrankheit, führt leider oft zu Mißtrauen unter Ehegatten und somit zu Eheproblemen, in vielen Fällen zu Unrecht. Dies ersehen wir aus der nicht seltenen Trichomonadeninfektion bei Schülern und unberührten Mädchen sowie aus den zahlreichen Infektionen bei ungefährdeten Ehepaaren.

Die Behandlung der Trichomonadenerkrankung ist theoretisch einfach – nach der Statistik heilen 80% der Infektionen auf die erste Behandlung mit spezifischen Chemotherapeutika gegen Flagellaten aus. Leider ist dies in der Praxis oft nicht so einfach. Die Gründe liegen in Folgendem:

- Die Trichomonaden haben sich in bakteriell infiziertem, daher geschädigtem Drüsengewebe festgesetzt. Hier kann das chemische Mittel nicht angreifen, weil es infolge der geschädigten Stoffwechselfunktion des Gewebes nicht in genügender Konzentration eindringen kann. – Folge: Die Infektion wird unterdrückt, aber nicht geheilt, sie kann jederzeit wieder rückfällig werden (Rezidiv).
- Die Trichomonaden haben andere, unspezifische Keime eingeschleppt, die gegen Flagellatenbehandlung unempfindlich sind.
- Die Infektionsquelle besteht weiter (Partnerin, hygienische Umstände). Dies führt zur Neuinfektion (im Sinne von »Ping-Pong«). Flagellaten leben normalerweise im Darm als harmlose Schmarotzer. Bei falschem hygienischem Verhalten werden sie nach dem Stuhlgang aus der Analgegend in den Genitalbereich verschleppt; besonders Frauen haben die falsche Angewohnheit, das Klopapier von hinten nach vorne zu wischen (zwischen den Beinen)! Wir behandeln daher nicht nur die lokale Infektion in der Scheide, auf der Eichel oder in der Prostata, sondern auch den Trichomonadenbefall des Darms. – Noch gefährlicher sind enge Hosen; ihre straffe Naht reibt die Erreger vom After nach vorne in die Scheide und sogar bis in die Harnröhre!

- Behandlung und Kontrollen werden unzureichend ausgeführt, das Mittel verliert seine volle Wirksamkeit oder kann, wie z. B. bei Unverträglichkeit, nicht oder nicht lange genug eingesetzt werden.

So zeigt sich, welche Probleme durch einen primär harmlosen Schmarotzerbefall der Harnwege für Arzt und Patienten entstehen können.

Trichomonaden beim Säugling und der Großmutter. Ergänzend sei noch ein instruktiver Artikel (aus Hospital-Tribune 21 [1979] 33) mit dem galgenhumorigen Titel: »Wie kommen die Trichos an den Säugling und die Oma« erwähnt. Eine Kollegin aus der doch so konservativen Schweiz zieht nach Untersuchungen an einem großen Kreis von Frauen (über 3000 Patientinnen im Alter von 18 Tagen bis 102 Jahren!) den Schluß, daß diese Trichos (Trichomonaden) in jedem Lebensalter auftreten können und also häufig *ohne* geschlechtliche Kontakte übertragen werden. Die Kollegin bestätigt weiter, daß eine einmalige Behandlung nicht immer ausreicht. Wir empfehlen daher Kontrollen in Abständen von 1 bis 12 Monaten und Untersuchungen (Abstriche) bei Partnern und Familienangehörigen. Nur so kann der Infektionsherd aufgedeckt und beseitigt werden. Zuletzt sei erwähnt, daß die Trichos 6 Stunden an Holz (Sitz in der Kabine oder Sauna), Plastik (Klodeckel), Messing (Turnhalle) etc. überleben können. Die vorwiegende Übertragung erfolgt mit den Händen (also »Zuerst Hände waschen und dann wischen!«).

Mykoplasmen und Chlamydien

Bei den Mykoplasmen handelt es sich um die kleinsten noch selbständigen Lebewesen, sie haben sowohl zu den Viren als auch zu den Bakterien eine Verwandtschaft, aber auch Gemeinsamkeiten mit Protozoen. Man findet sie bei fast 10% der gesunden Männer in der Harnröhre, jedoch ist ihre krankhafte Bedeutung noch ungeklärt. Bei Personen, die noch keinen Geschlechtsverkehr hatten, bei verheirateten Frauen und Schwangeren werden nur selten Mykoplasmen gefunden. Dagegen werden bei der abakteriellen und der durch Tripper ausgelösten Urethritis bei ¾ der Patienten Mykoplasmen nachgewiesen. Sie kommen auch als Begleitinfektion bei der Reiterschen Krankheit in mehr als der Hälfte der Fälle vor. – Häufiges Waschen im Genitalbereich scheint den Befall mit Mykoplasmen zu fördern. Sie lösen eine sterile Ausscheidung von weißen Blutkörperchen im Urin aus. Die Erreger werden durch Spezialkultur und Antikörperbestimmung, sowie durch die speziellen Labortests nachgewiesen. Die Behandlung erfolgt mit Antibiotika.

Die Chlamydien stehen den Viren nahe; sie leben als sogenannte Einschlußkörper in den Viruszellen und sind nur mit Spezialmethoden nachweisbar. Ähnlich wie Trichomonaden und Pilze hausen sie häufig als unbemerkte harmlose Schmarotzer in den unteren Harnwegen. Vor allem bei Schwächung der Infektabwehr (Erkältung, allgemeine Erkrankung, Streß) werden sie mobilisiert und damit zum echten Krankheitserreger. Sie infizieren auch die Geschlechtswege der Frau, so daß häufig Partnerinfektionen vorliegen. Daher sollten alle Beteiligten erfaßt und behandelt werden. Diese Krankheitserreger verbreiten sich nicht allein durch sexuelle Kontakte, daher können sie ja auch als sogenannte Familieninfektion auftreten (WC, Türklinken, Handtücher, Dusche und Bad, Sitzbänke und Hokker in der Sauna und vor allem die Hände etc. als Infektionsquelle). Sie erfordern immer eine ärztliche Untersuchung und Betreuung. Die Inkubationszeit nach sexueller Übertragung dauert 4–30 Tage. Hauptsymptome sind sich allmählich steigernde Dysurie (Reizblase) und Ausfluß (nur bei 85%). Als Komplikationen treten außer der chronischen Prostatitis noch Samenblasenentzündung, Augenbindehautentzündung und Gelenkentzündung auf, wie sie auch von der Reiterschen Krankheit her bekannt sind. Der Erreger wird in Spezialgewebekulturen gezüchtet. Die Infektion tritt bei mehr als der Hälfte nach einer Tripperinfektion auf. Behandelt wird die Erkrankung mit Antibiotika.

Venerische Infektionen (Geschlechtskrankheiten)

Die Gonorrhö (Tripper) ist die häufigste bakterielle Sonderform der Prostatitis. Sie wird von Bakterien hervorgerufen, die so charakteristische Symptome auslösen, daß sie schon daran erkannt werden können. Dieses Verhalten steht im Gegensatz zur Mehrzahl der bakteriellen Infektionen, denen die Auslösung gleichartiger Krankheitsmerkmale gemeinsam ist. Obwohl die Gonorrhö in Europa keine so große Rolle wie vor der Zeit der Penizillinbehandlung mehr spielt, ist sie insofern noch von Bedeutung, als sie bei der Mehrzahl der Befallenen eine chronische Prostatitis hinterläßt. Diese kann Harnröhrenverengung, Sexualstörungen und Entzündungen der Samenwege mit daraus folgender Kinderlosigkeit zur Folge haben. Der Tripper tritt *besonders* bei Jugendlichen in letzter Zeit wieder häufiger auf, die Folgen des auf Penizillin rasch abklingenden Leidens werden jedoch meist unterschätzt.

Gerade bei einem speziellen, wenn auch prozentual kleinen Kreis von Jugendlichen besteht eine erhöhte Promiskuität (häufig wechselnde Partner), wie dies auch bei Homosexuellen zu beobachten ist. Gleichzeitig läßt sich bei Jugendlichen eine gewisse Gleichgültigkeit gegen hygienische und zivilisatorische, aber auch moralische Werte feststellen. Dies gilt auch für die AIDS-Vorbeugung, z. B. mangelnde Sauberkeit, rechtzeitige Behandlung, Gleichgültigkeit in der Partnerwahl, Mißachtung einer geordneten, gepflegten Umgebung usw. Die fatale Auswirkung dieser Einstellung braucht nicht erläutert zu werden.

Erreger des Trippers sind Gonokokken, die nur auf Schleimhäuten der Geschlechtsorgane haften (eine Ausnahme bildet z. B. die Hornhaut des Auges beim Neugeborenen, die von der erkrankten Mutter während der Geburt mit den Gonokokken infiziert wird. Dies führt zur Erblindung des Kindes. Die Hebamme ist daher verpflichtet, sofort nach der Entbindung einen Tropfen Silbernitratlösung in jedes Auge des Säuglings zu träufeln). Ein bis neun Tage nach der Infektion mit Gonokokken, meist aber schon am zweiten oder dritten Tag, stellt sich gelblichgrüner, schleimiger Ausfluß aus der Harnröhre ein, mikroskopisch mit großen Mengen von Leukozyten, die Gonokokken enthalten (s. Abb. 8). Die zur Abwehr vom Blut herangeführten Eiterzellen sind meist nicht in der Lage, alle Gonokokken »aufzufressen« und mit dem Ausfluß aus dem Körper zu entfernen. So wandert ein nicht oder unzureichend behandelter Tripper aus dem vorderen Teil der Harnröhre weiter in den hinteren Abschnitt und in die Prostata. Durch die Unterdrückung der normalen Bakterien in der Harnröhre entstehen zusätzliche Entzündungen mit Krankheitskeimen, die selbst nach erfolgreicher Behandlung des Trippers bei mehr als der Hälfte der Erkrankten bestehen bleiben und eine chronische Prostatitis unterhalten. Dabei sind auch oft, wie erwähnt, Mykoplasmen und Chlamydien beteiligt.

Die Symptome des Trippers sind durch die akute entzündliche Schleimhautschwellung der empfindlichen Harnröhre bestimmt: brennende Schmerzen mit reichlich Eiterfluß aus der Harnröhre und Juckreiz. Das Wasserlassen wird zur Qual, so daß der Erkrankte sich davor fürchtet. Der Blutandrang zum Glied führt zu schmerzhaften Versteifungen mit Beeinträchtigung der Nachtruhe. Außerdem treten in einzelnen Fällen Entzündungen der Nebenhoden, in komplizierten Fällen Abszesse der Prostata (s. Abb. 6) mit Fistelbildung zum Damm auf oder Abszesse an Nebenhoden und Hoden, ebenso können sich Vorhaut und Eichel entzünden. Bekannt sind weiter Gelenkerkrankungen (z. B. Befall des Kniegelenks) und Augenentzündungen durch Gonorrhö.

Verlauf
Nach wenigen Tagen geht der akute Tripper in die chronische Form über. Die Schmerzen lassen nach, zuletzt bleibt noch etwas Brennen beim Wasserlassen und geringer Ausfluß, besonders am Morgen (Bonjour-Trop-

fen, goutte militaire). Diese Form des Trippers ist deshalb unangenehm und gefährlich, weil sie ansteckungsfähig bleibt und der Krankheitsprozeß schließlich zur Zeugungsunfähigkeit führt. Ebenso führt eine unsachgemäße Behandlung des Trippers mit zu kleiner Penizillindosis z. B. bei Selbstbehandlung oder nicht fachgerechter Therapie durch Laien dazu, daß zwar das akute Stadium sofort unterdrückt wird, die Krankheit aber in chronischer Form weiterbesteht. Die nur geschädigten, jedoch nicht abgetöteten Krankheitserreger erholen sich nicht wieder und bewirken daher nur geringe Beschwerden bei voller Ansteckungsfähigkeit. Dies führt bei vielen Kranken zu einer Fehleinschätzung der Gefahr dieser Geschlechtskrankheit und fördert so ihre Verbreitung.

Die antibiotische Behandlung des Trippers (Chemotherapie) hat zu einer Anpassung der Bakterien-Stämme geführt, so daß die Infektion ihre anfangs so akuten Erscheinungen weitgehend verloren hat. Vor allem die infizierte Frau verspürt kaum mehr Beschwerden; d. h. sie weiß nichts von ihrer ansteckenden Krankheit, sie infiziert auch nicht jeden Partner. Nur ein Symptom ist geblieben, der Ausfluß. Die Frau weiß, daß Ausfluß nicht selten und zumeist harmlos ist. Sie übersieht ihn daher und wird so zur permanenten Infektionsquelle. Oft ist sie empört, wenn der angesteckte Partner sie auffordert, zum Arzt zu gehen. Dies kann sogar einen Grund zum Rechtsstreit (Beleidigung, üble Nachrede, Scheidung) geben! In diesem Zusammenhang sei noch erwähnt, daß die andere, seltener auftretende Geschlechtskrankheit, die Syphilis, nur ausnahmsweise Prostata und Samenwege befällt, wobei dann Verwechslungen mit Altersprostata, Abszeß oder Krebs möglich sind.

— *Die Syphilis,*

auch Lues genannt, ist an den Geschwüren zu erkennen, welche ca. 8 Wochen nach der Infektion am Genitale (seltener in der Mundhöhle) auftreten. Später folgen dann Hautausschläge und schwere Veränderungen im Nervensystem. Diese Erkrankung ist von gewissem Interesse, weil die vielen Kontakte mit Ausländern, hier und in fernen Regionen, doch einzelne Personen gefährden.

— *Tuberkulose*

Eine weitere bakterielle Sonderform der Prostatitis ist die Tuberkulose. Diese Infektionskrankheit wird durch säurefeste Stäbchen-Bakte-

Abb. 9   Syphilitisches Geschwür an der Seite des Glieds (aus *G. K. Steigleder*: Dermatologie und Venerologie, 5. Aufl. Thieme, Stuttgart 1987).

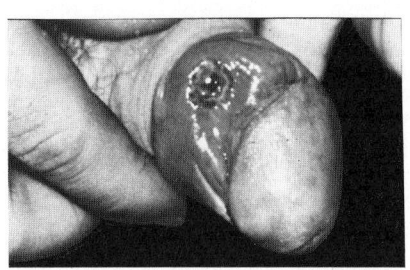

rien verursacht, die vor ca. 100 Jahren von Robert Koch entdeckt wurden. Sie ist fast immer Teil einer Genitaltuberkulose (Hoden, Nebenhoden, Samenblasen) und kommt häufiger bei jüngeren Männern unter dreißig Jahren vor. Bei einem Viertel der Kranken geht eine Lungentuberkulose voraus, bei etwa der Hälfte eine Tuberkuloseerkrankung außerhalb der Lungen (Rippenfell- oder Knochentuberkulose), die sich über die Blutbahn im Genitale festsetzt und oft erst nach Jahren in Erscheinung tritt. Die Beschwerden gleichen denjenigen der chronischen Prostatitis. Die Behandlung ist im Frühstadium erfolgreich, später bilden sich Verkalkungen, Abszesse und Fisteln zum Darm, Damm und zur Harnröhre hin (s. Abb. 6). Außer dem Genitale sind bei einem Drittel der Kranken zusätzlich die Nieren und ableitenden Harnwege (Harnleiter, Blase, Harnröhre) befallen. Blutiger Ausfluß oder blutiger Urin, leichtes Fieber, Blasenkrämpfe und Harnröhrenverengung kommen bei der Tuberkulose der Prostata häufiger als bei der nichttuberkulösen Prostatitis vor. Die Diagnose wird in Frühfällen und unklaren Fällen oft dadurch verzögert, daß der Nachweis von Tuberkelbakterien durch den Tierversuch etwa zwei Monate Zeit beansprucht und zunächst bei der bakteriologischen Untersuchung meist negativ ausfällt.

Prostatitis ohne nachweisbare bakterielle Infektion

Bei mehr als der Hälfte der Prostatitiskranken sind keine Bakterien nachweisbar. Es kann sich um einen chronischen Restzustand einer bakteriellen Prostatitis handeln, wo keine Bakterien mehr oder nur harmlose Saprophyten (schmarotzende Bakterien oder Pilze) gefunden werden. Außerdem gibt es Entzündungen der Prostata nach Virusinfektion mit Symptomen wie Bindehautentzündung, Gelenkentzündung, Entzündungen der Harnröhre und des Gliedes.

Die nicht zu den Bakterien gehörenden Kleinstlebewesen (Viren, z. B. Herpes, AIDS, Grippe, Mykoplasmen und Chlamydien) leben ebenso

Tab. 1 Subjektive Symptome bei Chlamydien- und Gonokokkeninfektionen der Frau (nach Ress u. Mitarb. 1978; aus Medical Tribune 338 [1979] 33)

	Chlamydien	Gonorrhö
Keine Symptome (Beschwerden)	48%	54%
Fluor (Ausfluß)	33%	31%
Abdominalschmerzen (Unterleib, Bauch)	4%	9%
Miktionsbeschwerden (Wasserlassen)	4%	5%
Brennen der Vulva (Scheideneingang)	6%	2%
Varia (Verschiedens)	5%	–

wie Trichomonaden als Schmarotzer in den Harn- und Genitalwegen von Mann und Frau. Sie können sogar fehlerhafte Syphilistests auslösen – wir sehen dies zwar selten, der Schock einer solchen Diagnose führt aber zu extremen Reaktionen unter den Partnern, sie sollte daher erst nach sorgfältiger Prüfung, jedoch nicht nach dem ersten Test dem Patienten mitgeteilt werden.

Bei allen Prostatitiskranken und Frauen mit chronischen Genitalentzündungen ohne Behandlungserfolg muß auch an einen Befall mit Kleinstlebewesen gedacht werden. Ihr Nachweis ist schwierig, daher werden sie evtl. probeweise behandelt. Wichtig ist jedoch, immer auch den Partner zu untersuchen. Bei der Entzündung *ohne* gesicherten Nachweis von Erregern kann beim Partner u. U. der Trichomonadenbefall oder die Gonorrhö entdeckt werden. Zur Illustration sei ausnahmsweise eine wissenschaftliche Darstellung (Tab. 1) herangezogen. Die Prozentzahlen beleuchten die Problematik der Keimübertragung beim Verkehr besser als alle Worte!

— *Kongestionsprostatitis*

Hier liegt eine stauungsbedingte Schwellung der Prostata mit leichten Beschwerden im Unterleib ohne echte Entzündung vor. Ursache sind örtliche Zirkulationsstörungn bei Stoffwechselerkrankungen wie Zukkerkrankheit, Gicht oder schweren Herzleiden, ferner scharfe Speisen, Alkohol, körperliche Überanstrengung, Abkühlung, Störungen im Sexualbereich. Sie werden über das vegetative Nervensystem durch eine Fehl- und Überreaktion auf körperliche und seelische Reize ausgelöst. Zur Erläuterung dieses schwer verständlichen Tatbestandes werden 2 Krankengeschichten auf S. 32/33 abgedruckt. Die Behandlung geht von der Ursache aus, daneben kann die Prostata zusätzlich mit Sitzbädern (Salhumin) und beruhigenden Arzneimitteln behandelt werden. Ichthophen, Pelvichthol- oder Nonageton-Suppositorien sind z. B. typische Kongestionstherapeutika.

Candida-Pilze kommen vor allem im Dickdarm und in der weiblichen Scheide vor. Sie können in die Harnröhre eindringen und in der Prostata eine Entzündung auslösen. Eine Partnerbehandlung ist immer in Erwägung zu ziehen.

— *Haemospermie:*

Blutig verfärbte Samenflüssigkeit wird bei ca. jedem 5. Prostatakranken ausgeschieden. Selten ist dabei auch Krebs die Ursache, häufiger Entzündung oder Steinleiden.

— *Bilharziose*

Mit der Bilharziose sei auch eine tropische Wurmkrankheit erwähnt, die den Namen des deutschen Arztes BILHARZ trägt. In Deutschland nicht beheimatet, befällt sie in Ägypten 80% der Landbewohner und wird in den letzten Jahren gelegentlich durch Touristen und Techniker aus afrikanischen Ländern eingeschleppt. Dort wimmeln die Gewässer in der Nähe menschlicher Siedlungen von Larven der Bilharziose-Würmer, die über Wasserschnecken als Zwischenwirt in die Haut von Mensch und Tier eindringen. In der Pfortader der Leber entwickeln sie sich zu geschlechtsreifen Würmern, die dann in die venösen Blutgefäße von Harnblase, Prostata und Samenblasen einwandern und dort ihre Eier ablegen (Abb. 10). Sie verursachen Entzündungen und blutende Geschwüre, aus denen gelegentlich Krebs entstehen kann (Abb. 11). Der Befall von Prostata und Samenwegen führt manchmal zur Zeugungsunfähigkeit. Erfreulicherweise kann das Leiden neuerdings in kurzer Zeit geheilt werden.

Vorbeugung und Behandlung der chronischen Prostatitis und Urethritis

Vorbeugung und Behandlung der chronischen Adnexitis bzw. Prostatitis umfassen kausale (ursächliche) und symptomatische Mittel und Methoden. Eine kausale Behandlung setzt die Diagnose der Ursache des Leidens durch den Arzt voraus. Schädliche Einflüsse von außen wie kalte

44 Entzündungen der Geschlechtsorgane

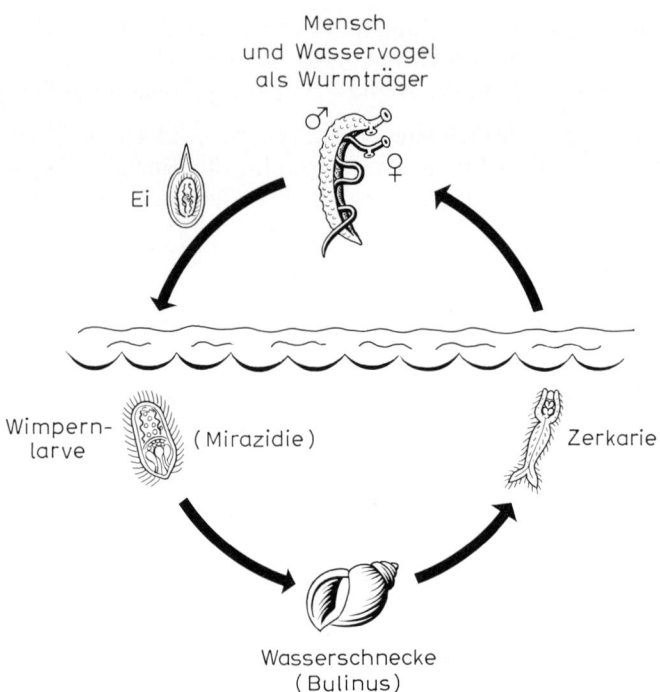

Abb. 10 Schematische Darstellung des Zyklus der Infektion bei der Bilharziose der Urogenitalorgane.

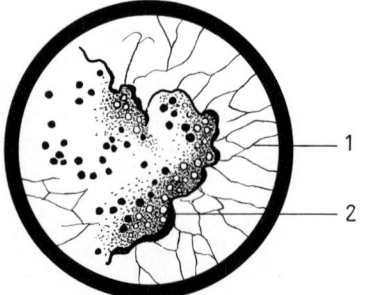

Abb. 11 Bilharziose-Eier beim Durchbruch durch die Blasenschleimhaut, mit Hilfe des Blasenspiegels beobachtet und photographiert (Zeichnung nach einem Originalphoto aus *H.J. Reuter*: Atlas der urologischen Endoskopie. Thieme, Stuttgart 1984).
1. Blasenschleimhaut mit Blutgefäßen
2. Bilharziose-Eier innerhalb eines größeren, entzündlichen Konglomerats in der Blasenwand.

Getränke, Bohnenkaffee, kaltes Duschen oder Baden, Motorradfahren sind zu vermeiden. Die krankhafte Keimflora wird mit antibiotischen Mitteln behandelt. Diese Therapie versagt bei der chronischen im Gegensatz zur akuten Prostatitis oft, weil die Bakterien im Prostatagewebe ebenso wie im weiblichen Genitale mit seinen verzweigten Drüsengängen oder Höhlen für Medikamente auf dem Blut- oder Harnwege fast unerreichbar sind. Manchmal sind keine Bakterien nachweisbar oder ist das Leiden klinisch völlig abgeklungen, während die Patienten wegen »nervöser Überlastung« noch unerklärbar heftige Symptome spüren.

Es gibt also kein Allheilmittel für jeden Fall. Die Patienten sind daher oft enttäuscht, weil ihnen die Behandlung lästig wird und zu lange dauert. Sie wechseln dann den Arzt oder wollen operiert werden, um schnell gesund zu sein. Dabei kann die ärztliche Behandlung meist nur versuchen, die entzündlichen Veränderungen und Beschwerden zurückzudrängen. Eine vollständige Heilung ist nur bei einem Teil der Kranken möglich. Die übrigen müssen ihre Lebensgewohnheiten dem Leiden anpassen, damit die Entzündung nicht erneut aufflackert. So heilt die Adnexitis nach Monaten oder Jahren mit wenigen Ausnahmen scheinbar aus, gelegentlich auch ohne jede Behandlung, wobei das Verhalten des Kranken wichtiger ist als das Einnehmen von Medikamenten. Die spezielle Behandlung der Prostatitis, wie sie bei der Beschreibung der Trichomonadeninfektion und des Trippers angedeutet wurde, muß immer in der Hand des Arztes liegen.

Herbst und Frühjahr sind kritische Zeiten, in denen das Leiden bevorzugt auftritt oder Rückfälle eintreten. Zwischen dem 40. und 50. Lebensjahr gehen die entzündlichen Erscheinungen oft zurück, gefolgt von den Symptomen der sogenannten Altersprostata. Zu betonen ist, daß durch die chronische Prostatitis – im Gegensatz zum Prostataadenom (Altersprostata) – die Entstehung eines Genitalkrebses nicht begünstigt wird. Prostatakrebs ist vor dem 45. Lebensjahr ausgesprochen selten. Erst nach dem 60. Lebensjahr wird er zunehmend häufiger.

Allgemeines Verhalten

Chronische Unterleibsentzündungen sind immer Ausdruck einer Abwehrschwäche und Leistungsminderung des gesamten Organismus, wobei die Prostata besonders in Mitleidenschaft gezogen wird. Erst später konzentriert sich der Entzündungsprozeß allein auf die Prostata und ihre Umgebung. Zunächst ist es wichtig, das Leiden ungünstig beeinflussende Verhaltensweisen zu korrigieren. Der Patient muß versuchen, seine Körperfunktionen zu regulieren, vor allem die Verdauung; die Nahrungszufuhr muß richtig gestaltet und Lebensweise und Berufsarbeit dem Leiden angepaßt werden. Diese Maßnahmen beeinflussen auch das körperliche und seelische Allgemeinbefinden positiv. Die Regulierung der Körperfunktionen geschieht vor allem durch sinnvolle körperliche Betätigung von Gymnastik über Yoga und »Trimm dich« bis zum Leistungssport. Dabei sollen alle Sportarten vermieden werden, bei deren Ausübung man sich erkälten kann und die zu Erschütterungen im Sitzen führen, also Fußball, Bewegung im kalten Wasser, Wasserski, Reiten, Rad-, Motorrad- und Autofahren. Dagegen sind alle Laufsportarten, Skifahren (Vorsicht bei kaltem Skilift), Hallensport, Geräteturnen, Tischtennis, aber auch Gartenarbeit, Sonnen- und Sandbaden sowie Schwimmen im Thermalbad erwünscht. – Je mehr der Betroffene sich engagiert, desto eher wird er von seinem Leiden abgelenkt, sowie körperlich und psychologisch gefestigt (abgehärtet).

Ernährung

Bewegung und Ernährung ergänzen sich. Die Grundsätze richtiger Ernährung sollten heute Allgemeingut sein. Vitamin-, elektrolyt- bzw. mineral- und eiweißhaltige, jedoch kochsalzarme Ernährung (Vollwertkost) heben das Befinden und wirken sich günstig auf die Darmbakterienflora aus. Gerade ihre Zusammensetzung ist häufig infolge Fehlernährung und medikamentöser Behandlung gestört. Joghurt und Hefeextrakte sind wertvolle Diätmittel, Rohgemüse und Säfte ergänzen die Kost. Mit Zucker und tierischen Fetten soll man zurückhaltend sein (20–30 g Butter täglich) und kaltgeschlagene pflanzliche Fette bevorzugen, z. B. aus Oliven, Sonnenblumen, Disteln, Mohn. Kochsalz soll zugunsten von Gewürzen weitgehend eingeschränkt werden. An Kohlenhydraten sind Vollkornbrot, Reis, Kartoffeln und geschrotete Getreidearten (Weizen, Hafer, Roggen, Mais) zu bevorzugen, weißes Mehl und Süßigkeiten sind zu vermeiden. Der sogenannte »Ulmer Trunk«, auch die in jeder Apotheke erhältliche »Astronautenkost« sind zur Entfettung geeignet, setzen aber eine ärztliche Beratung voraus. Gemische aus Leinsamen, Kleie und Weizenkeimen in Joghurt verrührt können empfohlen werden.

Lebensweise

Ein derber, jedoch zutreffender Leserbrief kennzeichnet die Situation in volkstümlicher Sprache. Man kann ihn durch ähnliche Schlagworte wie angesalzen (hoher Blutdruck), angehungert (junge Mädchen aus Modegründen), angedurstet (Nierenentzündungen und Schrumpfnieren) und angesessen (Schreibtischkrüppel, enge Hosen) sowie angeraucht (Bronchitis, Lungenkrebs) ergänzen!

Leserbrief, Stuttgarter Zeitung 1979:

»Gesundheit funktioniert doch nur, wenn die natürlichen Lebensvorgänge richtig ablaufen. Jeder Mensch kann diese Lebensfunktionen fördern oder behindern. Einfach dadurch, was er seinem Körper jeden Tag gibt durch den Mund, durch die Nase und an Bewegung. Diese Verantwortung kann man doch dem einzelnen nicht abnehmen, indem man den Begriff statt Krankheitshelfer verwendet. Am Gesundheitsbewußtsein fehlt es doch am meisten, weil Gesundheit ohne Umweg über Krankheit an keiner Schule gelehrt wird. Als ob Gesundheit eine Nebensache oder ein Buch mit sieben Siegeln wäre. Sonst gäbe es doch nicht Millionen von Kranken: Rheuma- und Kreislaufkranke, Alkohol- und Drogenkranke und alle anderen Millionen »Zivilisationskranke«. Als ob Zivilisation an sich krank machen würde. Man soll doch endlich einmal klar und offen sagen, daß die meisten heutigen Krankheiten *angefressen* und *angesoffen*, *angeraucht* und *angesessen* sind. Was bedeuten denn die sogenannten Streß-Faktoren anders? Man muß dem Volk mal wieder aufs Maul sehen und so reden, daß es die Worte auch versteht und dann danach handeln kann.

Auch zum Sport sollte man doch einmal sagen, daß nicht jeder Sport so gesund ist wie die tägliche Fünf-Minuten-Gymnastik. So wird jetzt doch wieder auf den Skipisten durch die modernen hautengen Rennanzüge wegen der Erhöhung des Geschwindigkeits-Rausches um Bruchteile von Sekunden der Kreislauf doppelt behindert durch Druck und Kälte. Muskeln und selbst die wärmebedürftigen Nieren werden unterkühlt. Gesundheitlich ist der Skilanglauf wertvoller. Für das »Jogging« wirbt der Staat mit einem Hampelmännchen, mit dem sich niemand identifizieren kann. »Laufen ohne schnaufen« ist dabei eine falsche Aussage, nur gewählt, weil sich auf Laufen schnaufen reimt. Dabei ist aber keuchen gemeint. Denn das »Schnaufen«, das heißt eine richtige tiefe und langsame Atmung, wird durch das Laufen hervorragend gefördert. Und dieser Gesundheitseffekt ist noch wertvoller als das Bewegen der Beine. Denn ohne Atmung, ohne genügend Sauerstoff, geht gar nichts.«

— *Allgemeine Ratschläge*

Ebenso wichtig ist die *Regulierung der Lebensweise*. Jede Hetze im Beruf, Ärger und Überbeanspruchung wirken sich zwangsläufig schädlich aus. Durch den übermäßigen Gebrauch von Reiz- und Genußmitteln (Tabakwaren, Bohnenkaffee, starker Tee, Alkohol) werden die körperlichen Reserven angegriffen und die seelischen Kräfte vermehrt beansprucht. Der Arzt kann dem Kranken jedoch je nach dessen Allgemeinbefinden ein gewisses Maß dieser Reizmittel zugestehen.

Von großer Bedeutung ist die Erkenntnis, daß *Rauchen* und *Kaffee* krebsfördernd wirken. Der *Alkohol* ist häufig Ursache von hohem Blutdruck und Herzkrankheit (bei ca. der Hälfte der Patienten), Leberverfettung liegt sogar bei der Mehrzahl der Männer vor!

Wichtig ist die *Einhaltung von Ruhepausen* bei geregelter Arbeit und ein erholsamer und ausreichender Nachtschlaf. Gewisse Berufe wie die des Reisevertreters, des Bauleiters und andere Aufsichtstätigkeiten im Freien mit ungenügender körperlicher Bewegung wirken sich ungünstig auf die Entzündung aus. Kalte Füße müssen unbedingt vermieden, unter Umständen eine Heizmatte benutzt werden. Im Auto leistet ein elektrischer Heizsitz gute Dienste (sehr komfortabel ist eine Zusatzheizung mit Zeituhr, die immer einen warmen Sitzraum garantiert), im Bett eine elektrische Heizdecke (Heizkissen sind zu klein), auch Schaffelle und Thermodecken sind geeignet, warme Kleidung (Rheumaunterwäsche und warme Schuhe) ist selbstverständlich. Bei großer Anfälligkeit ist sogar an »Elefantenfüße« (elektrische Fußwärmer), Heizmatten am zugigen Arbeitsplatz und an batteriegespeiste Schuhe zu denken.

Tägliche Bewegung ist wichtig. Hier muß man gezielt und systematisch vorgehen. (Skilanglauf ist gesund – ohne Vorbereitung aber lebensgefährlich; Fastenkuren sind gesund – gleichmäßiges Normalgewicht, evtl. mit einem Fast- oder Diättag pro Woche, einhalten ist besser).

Wasser und Kochsalz. Beide sind von fundamentaler Bedeutung für Prostata- und Blasenleidende. Schon beim Säugling wird möglicherweise der Grundstock für hohen Blutdruck, Nierenleiden und Urämie im Alter gelegt, weil die Mutter die Kost für ihr Kind zu fad findet. Die Kleinen sind aber viel empfindlicher gegen das Salz als Erwachsene; die Nieren sind überlastet, weil sie das Natrium (bzw. Kochsalz) in Schwerstarbeit wieder ausscheiden müssen und so Schaden nehmen. Bei ihnen wirkt sich auch natriumhaltiges Flaschenwasser (Sprudel, stilles Wasser, Mineralwasser) als Trinkwasser noch nachteiliger als beim Erwachsenen aus. Die Kleinen dürfen oft fälschlicherweise nicht viel trinken, um fremde WCs meiden zu können, auch dies hat ähnliche Folgen.

Der Körper hat einen Salzvorrat für 4 Liter Schweiß, erst bei höherem Verlust sollen Salzlösungen zugeführt werden.

Schwere Fehler infolge ungesunder Gewohnheiten machen nicht nur Frauen:

- schlackenarme Kost
- wenig Flüssigkeit
- Abführmittel (an Stelle von Füllmaterial wie Weizenkleie, Leinsamen, Rohkost etc.)
- Entwässerungstabletten.

Diese Kombination von Fehlern führt zwangsweise zu schweren Störungen im Stoffwechsel und in den Harnwegen. Nur der Arzt kann diesen Zustand mit großer Mühe, oft gegen die Einsicht der Kranken, wieder heilen.

Wasser selbst ist reichlich, aber nicht ausreichend in der Nahrung enthalten. Es muß zusätzlich soviel getrunken werden, daß mindestens 1 l, besser 1,5 l und maximal 2 l Urin in 24 Stunden durchschnittlich ausgeschieden werden.

Fruchtsäfte sollen nicht übermäßig verbraucht werden, sie haben ca. 10% Fruchtzucker und damit viele Kalorien. Zudem ist ihre Magenverträglichkeit begrenzt (verdünnen, am besten mit natriumarmem, der Trinkwasserverordnung entsprechendem Mineralwasser oder Sprudel). Abschließend noch ein Wort zum Wasser aus der Wasserleitung. Es ist besser als sein Ruf. Unser hiesiges Bodensee-Frischwasser ist als Trinkwasser z. B. allen in Flaschen konservierten Wässern überlegen. Jedes Gesundheitsamt wird Sie über die Trinkwasserqualität seiner Region aufklären.

Hoher Blutdruck (Hypertonie)

Prostataleiden und hoher Blutdruck sind häufig schon aus Altersgründen miteinander verknüpft. Das Blutdruckleiden kann heute medikamentös in den meisten Fällen gut beherrscht werden, insbesondere wenn es aufgrund einer angeborenen Veranlagung besteht (essentielle Hypertonie).

Schwieriger ist die Behandlung von Patienten, bei denen Nierenerkrankungen Ursache oder Folgen eines langjährigen Hochdruckleidens sind. Die Lebenserwartung wird bei diesen Kranken deutlich herabgesetzt. Infolge des erhöhten Widerstandes in den Gefäßen muß das Herz andauernd Schwerarbeit leisten und ist daher gegen Herzversagen, Herzinfarkt, Myocardschäden und andere Störungen besonders anfällig. – Leider ist vielen Patienten ihr eigenes Leiden unbekannt, ebensoviele nehmen keine Rücksicht darauf, so daß der hohe Blutdruck auch heute noch eine erhebliche

Krankheits- und Komplikationsrate hat und durch seine Spätfolgen viele Krankenbetten eigentlich unnötig füllt. Dabei hat der Kranke zahlreiche Möglichkeiten, gerade auf das Blutdruckleiden Einfluß zu nehmen. Da diese lästig sind und eine hohe Selbstdisziplin fordern, sind alle Vorbeugungsmaßnahmen gegen den hohen Blutdruck äußerst unbeliebt. Dazu gehören in erster Linie Regulierung des Gewichtes, also vernünftige Ernährung mit völligem Verzicht auf Kochsalz (Ersatzsalz ist erlaubt), Alkohol und Rauchen sowie Bohnenkaffee (koffeinfreier ist ebenso wie alkoholfreies Bier erlaubt). Tägliche sportliche Bewegung ist ebenso notwendig wie das Vermeiden von allzuviel Streß.

Das Auto als einer Hauptquelle von Streß, Unfallgefahr und Vergiftung von Lungen und Umwelt sollte, wenn irgend möglich, durch die heute bequem und schnell gewordene und relativ billige Bahn ersetzt werden. Im engsten Lebensbereich sind die eigenen Beine den Rädern vorzuziehen. Wer glaubt, ein Spaziergang in der Natur müsse mit Dutzenden oder sogar Hunderten von Fahrkilometern erkauft werden oder ein verlängertes Wochenende könne bei einer ganztägigen Hin- und Rückfahrt noch lohnenswert gestaltet werden, der handelt mit Sicherheit gegen das Interesse seiner Gesundheit und setzt das Leben seiner Familie oder Begleiter leichtfertig aufs Spiel. Die Autopsychose als Ausdruck einer Freiheit vorgaukelnden Massenhysterie ist zweifellos eine noch teurere und noch gefährlichere Ursache von seelischen und körperlichen Erkrankungen als der Abusus (Mißbrauch) von Tabak und Alkohol.

Die Behandlung von Unterleibsentzündungen

Das Ziel einer umfassenden ärztlichen Untersuchung ist es, alle Krankheitsumstände aufzudecken und ihr Ausmaß zu erfassen. Die Behandlung richtet sich gegen alle Eiterherde im Körper, wie z. B. im Urogenitalbereich, in Harnröhre, Nebenhoden, Samenblase, Harnblase, Nieren etc., ferner gegen Eiterherde am Darmausgang (Anus), im Blinddarm, in der Gallenblase, in den Mandeln, Zähnen und Nasennebenhöhlen (Stirnhöhle, Kieferhöhle). Das vordringliche Behandlungsziel ist, alle die Prostata umgebenden Herdinfektionen auszuheilen, außerdem wird die auf das Genitale eingedämmte und lokalisierte Entzündung, also die Prostatitis (Samenblasenentzündung) angegangen. Diese Behandlung ist Sache des Arztes, er bestimmt auch die Methode zur Hebung des Gesamtbefindens und der Abwehr.

Ursächlich zu behandeln sind vor allem Reizzustände am After und im Dickdarm, die häufig in Begleitung der Prostatitis auftreten. Dieser

Symptomenkomplex zwischen Darm und Prostata spielt oft eine erschwerende Hintergrundrolle (Hämorrhoiden, Ekzeme, Analfissur, Darmentzündung mit Verkrampfung und Verstopfung). Harter Stuhlgang verstärkt die Beschwerden, dabei sind Weizenkleie und Leinsamen (z. B. Linusit) als Gemisch (3 × 1 Eßlöffel täglich, auch als »Darmpflege« von Neuform) anzuraten.

Im Vordergrund stehen chronische Hämorrhoidalleiden, sie können u. a. bei Versagen der Therapie überraschend einfach und erfolgreich durch die Kältechirurgie behandelt werden.

Wichtig ist die Krebskontrolle des Enddarms mit Darmspiegel und Röntgenkontrasteinlauf, da ein Darmtumor, aber auch das Prostatakarzinom, ähnliche Symptome auslösen können und daher bei gleichzeitig bestehenden Hämorrhoiden leicht übersehen werden.

Analhygiene

Die Beachtung der Analhygiene ist besonders zu empfehlen. Nach jedem Stuhlgang ist der After von reizenden Schmutzresten zu reinigen (feinstes Toilettenpapier, Sitzbad im Bidet, unparfümierte Seife wie z. B. Kinderseife). Dabei ist auch der innere Teil des Schließmuskels zu pflegen, indem das nasse Papier etwa fingergliedtief eingeführt wird. Dabei werden alle Sekrete aufgesaugt oder abgewaschen. Anschließend sind Salben oder Öle für die Dauerbehandlung ohne Cortison (wie z. B. Esberivensalbe, Anusol usw.) ebenso tief, oder Suppositorien einzubringen. Verbreitet ist das Einlegen von Watte in die Gesäßfalte. Stuhlflecken in der Unterwäsche zeigen Fehler in der Analpflege an. Ähnlich der Analpflege sind Eichel und Vorhaut täglich zu waschen.

Die *symptomatische Behandlung* der chronischen Prostatitis zielt vor allem darauf ab, Beschwerden und Schmerzen des Kranken zu lindern und den Entzündungsprozeß zusätzlich zur kausalen Therapie zu bekämpfen. Vor allem lokale Maßnahmen stehen hierbei im Vordergrund, und zwar unter dem Motto »Alles, was wärmt, ist gut«: Täglich heiße Sitzbäder von 37–42 C ansteigend (5–10 Min. lang, mit den Füßen auf warmer Unterlage), eventuell mit Moorschlamm, der auch in den Mastdarm eingeführt werden kann (200 ml), ferner die »Prostatadusche« (Warmwasserspülung von Damm und Darm) und vorsichtige Kurzwellenbestrahlung. Die Reizkörpertherapie mit und ohne Fieberbehandlung ist Sache des Arztes, ebenso alle homöopathischen Maßnahmen, die speziell bei chronischer Prostatitis zur Anwendung kommen. Auch Heil- und Moorbäder (Salhumin) werden vom Arzt verordnet, vor allem als Thermalbewegungsbäder (2–3 mal pro Woche); kaltes Kneippen ist im Gegensatz zum warmen Kneippen nicht erwünscht. Sehr günstig wirken beruhigende und entzündungshemmende Zäpfchen, die in den Mastdarm eingeführt werden und vorwiegend pflanzliche Stoffe, Ichthyol und Wismut enthalten. Zur Umstimmung können Eichotherm-UV-Bestrahlungen versucht werden, die auch manchmal Sexualstörungen günstig beeinflussen. Chemische Mittel, vor allem zur Schmerzbehandlung, sollten nur vorübergehend, aber keinesfalls über Wochen angewendet werden. Lediglich die Infektbehandlung kann eine sogenannte Stoß- oder Langzeittherapie erforderlich machen.

Die *vorbeugende Behandlung* der chronischen Prostatitis beginnt, wenn die Entzündung der erkrankten Organe (Prostata, Adnexe, Uterus, Scheide etc.) zur Ruhe gekommen ist. Hier ist die Verhaltensweise der Kranken wichtiger als alle Medikamente. Sie besteht in der Vermeidung aller bekannten und schon erwähnten Schädlichkeiten (kalte Getränke, Bohnenkaffee, Autofahren, Baden, alkoholische und andere Exzesse, hartes und ununterbrochenes Sitzen usw.) Zur Anwendung kommen pflanzliche Mittel, z. B. aus Blütenstaub und auch Prostataextrakte, die sowohl heilend als auch vorbeugend wirken. Bei gleichzeitiger, beginnender Altersprostata werden *Sitosterin*-Kapseln günstig vertragen. Besondere Aufmerksamkeit ist im Frühjahr und Herbst am Platze, wenn die Rückfallgefahr am größten ist. Das Leiden kann Jahre und Jahrzehnte unbemerkt »schlummern«, bis es bei Fehlverhalten, beginnender Altersprostata, Diätfehlern oder seelischer Belastung wieder ausbricht. Sitzen auf massiven Schaumgummikissen oder -polstern ist zu vermeiden. Wir empfehlen für Kranke mit sitzenden Berufen eine zwei bis vier Zentimeter dicke Filzunterlage, in deren Mitte ein längsovales Sitzloch von 5 × 10 cm ausgeschnitten ist. Hierdurch wird der Sitzdruck auf Harnröhre, Genitale, Anus und Prostata entlastet. Spezialkissen werden in den Sanitätsgeschäften angeboten (Klosettbrillenprinzip, finnischer Saunastuhl). Der Prostatawärmer ist eine auswechselbare Binde, welche ähnlich einer Monatsbinde zwischen den Beinen befestigt wird. Die Stuhlregulation spielt neben täglichen Bewegungsübungen eine vordringliche Rolle. Ergänzend sei erwähnt, daß spannende Fernsehsendungen vor dem Schlaf die nächtlichen Beschwerden erheblich steigern können.

Seelische Behandlung des Prostatitis-Kranken (Psychotherapie)

Die seelischen Auswirkungen der Unterleibsentzündungen sind nicht selten schwerwiegend. Wie erwähnt, neigt der Kranke zur Hypochondrie, er bildet sich allerlei Beschwerden ein oder sucht sie und sieht sein

Leiden im schwärzesten Licht (Krebsangst). Schwierigkeiten in Beruf und Familie sind die Folge. Wird der Kranke mit diesen Problemen nicht allein fertig, ist eine Behandlung durch den Psychotherapeuten angebracht. Leider scheuen sich viele Kranke davor. Der Wille zur Gesundung, angeboren als Teil des Erhaltungstriebes, muß geweckt und unterstützt werden. Der Kranke soll versuchen, die ungefährlichen Störungen des Wohlbefindens auszugleichen und zur Tagesordnung überzugehen. Keinesfalls darf der Betroffene sich von seinen Krankheitssymptomen unterjochen lassen und durch Krebs- oder Existenzangst zum Hypochonder, Psychopathen und Außenseiter werden. Bei richtiger Führung wird es dem Kranken fast immer gelingen, das seelische Gleichgewicht wiederzufinden. Verständnis und Toleranz von seiten des Ehepartners als einer der Hauptfaktoren seelischen Ausgleichs können nicht genügend betont werden.

Bei sensiblen Menschen wirkt sich die Belastung durch Streß, Überarbeitung und familiäre Probleme besonders nachteilig aus. Hinzu kommt die Ablehnung des Partners aus Angst vor Ansteckung, Schmerzen oder Steigerung des Leidens durch den Verkehr. Verkrampfung und Frustration sind die Folgen bei beiden Geschlechtern. – Die Angst vor Infektion mit AIDS hat diese Umstände noch verschlimmert.

Frage der operativen Behandlung der chronischen Unterleibsentzündung

Prostatitis, Nebenhodenentzündung, Hodenentzündung
Die häufig gestellte Frage, ob eine Heilung der chronischen Prostatitis durch Operation generell möglich ist, muß verneint werden. Nur in außergewöhnlichen Fällen (Abszeß- und Steinbildung, Schließmuskelverhärtung) oder bei überwiegender Altersprostata kann eine Operation der Prostatageschwulst zur Entlastung der Entzündung in Erwägung gezogen werden. Das Ziel einer Operation ist die Beseitigung erkrankten Gewebes und die Normalisierung des Harnabflusses, um damit der medikamentösen Behandlung der Prostatitis den Weg zu bereiten. Eine operative Entfernung der gesamten Prostatadrüse würde schwerwiegende Folgen nach sich ziehen, wie Zerstörung des Blasenverschlusses und der Potenz. Selbst bei der Altersprostata erhalten wir aus diesem Grund grundsätzlich die eigentliche Prostatadrüse und entfernen nur die Drüsengeschwulst (s. S. 17). Eine Geschwulst liegt aber bei der Prostatitis bis zum 40. Lebensjahr nie vor, bis zum 50. Lebensjahr ist sie selten oder meist noch unbedeutend. In einzelnen ausgewählten Fällen von Prostatitis haben wir eindeutige Erfolge mit der Kältetherapie der Prostata gesehen. Bei der Nebenhoden- oder Hodenentzündung treten

häufig schmerzhafte Schwellungen am Hodensack und auch Hydrozelen (Wasserbruch) auf. Hier läßt sich die operative Behandlung nicht immer vermeiden.

Hodentorsion: Häufig wird die Hodentorsion (Verdrehung des Hodenstiels mit Abdrosselung des Blutstroms) mit einer akuten, schmerzhaften Nebenhodenentzündung verwechselt. Sie tritt vor allem beim Sport und beim Radfahren auf, und zwar in der Regel bei Knaben und Männern zwischen dem 14. und 30. Lebensjahr. Wird der Hoden nicht innerhalb von 2 Stunden zurückgedreht (zumeist ist eine Operation erforderlich), ist er verloren und geht zugrunde.

AIDS im Bereich des Genitale und der Harnwege

AIDS spielt im Vergleich zu den anderen Geschlechtskrankheiten und den sexuell übertragbaren Infektionen zahlenmäßig eine untergeordnete Rolle. Die nicht zu unterschätzende Gefahr der AIDS-Erkrankung liegt in ihren Besonderheiten:

Die Krankheit kann nicht geheilt werden; es gibt auch keine sicheren Schutzmaßnahmen, mit denen sie verhütet werden könnte. Ein großer Teil der Infizierten erkrankt erst nach Monaten oder Jahren. Wenn AIDS jedoch ausgebrochen ist, führt es langsam, aber fast sicher zum Tode; nur bei einem Teil der Betroffenen kommt es zum Stillstand, wahrscheinlich aber nie zur Ausheilung. Wer also die Krankheit in sich trägt, muß jederzeit mit dem Ausbruch tödlicher Komplikationen rechnen.

Was ist AIDS?

AIDS ist eine Erkrankung des menschlichen Abwehrsystems gegen Infektionskrankheiten. Erreger ist ein Virus, das mit den Buchstaben HIV benannt wird. Dieses Virus befällt bestimmte Lymphozyten des Abwehrsystems, die im Blut transportiert werden. Im Laufe der Zeit wird der Körper gegenüber allen möglichen Infektionen schutzlos, ebenso können sich Geschwülste bilden. Am Ende steht praktisch immer der Tod.

Die Ansteckung mit dem AIDS-Virus (Infektionsweg)

Das AIDS-Virus breitet sich nicht gleichmäßig in den Körperorganen aus. Die Viren sammeln sich vor allem im Blut und in zweiter Linie in der Samenflüssigkeit des Mannes an; sie konzentrieren sich weiter im Speichel und in der Tränenflüssigkeit. Andere Körperausscheidungen (z. B. Urin und Kot) enthalten nur sehr geringe Mengen des Virus. Die Hauptübertragung erfolgt durch das Ejakulat, also durch die Samenflüssigkeit. Frauen werden vorwiegend durch bisexuelle Männer angesteckt. Daher wird auch die leider zweifelhafte Forderung »Safer Sex« (sichrerer Verkehr) mit Kondomen (Gummischutz) empfohlen. Ähnliches gilt auch für den orogenitalen Sex (Mundverkehr); dagegen überträgt Küssen nur selten die Infektion, wenn dabei keine Verletzungen provoziert werden (Beißen). Körperflüssigkeiten wie Tränen, Urin und Kot sind nach dem heutigen Wissensstand (abgesehen bei der Säuglingspflege) ungefährlich.

Das zweite große, ebenfalls ungelöste Problem ist die Drogensucht, vor allem, weil die Fixer untereinander gemeinsam Spritzen und Nadeln zur Injektion von Drogen benutzen. – Eine große Gefährdung von »Normalbürgern« entsteht dadurch, daß Fixer beiderlei Geschlechts auf die »Beschaffungsprostitution« angewiesen sind – gemeint ist die Beschaffung von Geld für die Drogen. Das AIDS-Virus wird so auch durch heterosexuellen Geschlechtsverkehr verbreitet. In Gefängnissen steigern sich infolge der besonderen Verhältnisse alle diese Umstände; gefährdet ist nach wie vor der Kreis der Homosexuellen, der Fixer und zu einem geringeren Teil Personen, die mit der unkontrollierten Prostitution (Beschaffungsprostitution) Berührung haben. Natürlich sollten auch Situationen vermieden werden, bei denen man mit Blut von AIDS-Kranken in Berührung kommt; dies sind Streitereien, Schlägereien, Sport mit Verletzungsgefahr in Gruppen oder Zweikampfsituationen.

Neue Erkenntnisse zeigen, daß gewisse Erbanlagen die Anfälligkeit gegen das AIDS-Virus begünstigen. Die sogenannten Allele fördern die Infektion oder schützen (bei entsprechender Zusammensetzung) vor ihr.

Ein weiterer Ansteckungsweg erfolgt durch Blutübertragungen, wie sie auch bei Prostataoperationen, Nierenoperationen und anderen Operationen im Bereich der Harnwege gebraucht werden (s. Kap. Bluttransfusion). Da bei der Bluttransfusion noch ein Restrisiko besteht, werden heute noch (bei rund 3 Millionen Blutspenden jährlich) in der BRD bis zu 50 Personen mit AIDS infiziert. Wir haben daher Operationsverfahren entwickelt, bei denen Blutübertragungen nicht erforderlich werden (s. Kap. Prostataoperation).

— Die Gefahr der Ansteckung

Unter alltäglichen Ansteckungen kann man sich mit AIDS wohl kaum infizieren. Die häufigste Übertragung von AIDS erfolgt beim Spritzen von Drogen mit Gemeinschaftsnadeln und -spritzen, beim Ohrlochstechen, bei der Tätowierung, der Pediküre, der Akupunktur und durch Periodenblut. Während der Schwangerschaft und bei der Entbindung sowie beim Stillen kann AIDS auf den Säugling übertragen werden, gemeinsame Rasierapparate und Zahnbürsten sind nicht ungefährlich. Eine weitere Hauptquelle der AIDS-Infektion sind AIDS-Kranke, wie sie vor allem aus den Reihen der homo- und bisexuellen Männer kommen (73%), Drogenabhängige (8%), Bluter (6%), Bluttransfusionsempfänger (2%). Zur Zeit sind rund 2000 Personen in der BRD an AIDS erkrankt und angeblich etwa 100000 infiziert.

═ An welchen Krankheitserscheinungen erkennt man die AIDS-Erkrankung?

Im ersten Stadium treten Erscheinungen wie bei leichter Grippe mit Kopf-, Hals- und Gliederschmerzen, sowie erhöhte Temperatur und vor allem Lymphknotenschwellungen und Hautausschläge auf. Diese Erscheinungen verschwinden nach 1–2 Wochen folgenlos, erst nach Monaten oder Jahren treten wieder schmerzlose Lymphknotenschwellungen in der Leiste, Achsel, am Hals und im Nacken auf. Im Bereich der Harnwege kommt es zu Pilzerkrankungen (Candida-Pilze), wobei vor allem Entzündungen auf der Eichel und an der Vorhaut zu unangenehmen Beschwerden führen. Nicht selten sind auch Bläschen im Bereich des Unterleibs, vor allem am Penis, welche auf einer Abwehrschwäche gegenüber dem Herpesvirus beruhen und die auch im täglichen Leben, z.B. an den Lippen oder als sogenannte Gürtelrose, vorkommen. Harninfektionen, Nierentuberkulose, Prostataentzündungen und vor allem das Aufflammen von Prostatitis und Nebenhodenentzündung können Folgen einer AIDS-Erkrankung sein, an die zunächst niemand denkt. Erst wenn unerklärbare Gewichtsabnahme, allgemeine auffällige Drüsenschwellungen, Hautausschläge und Infektionen (z.B. Lungenentzündung), Intelligenzstörung und Nervenleiden auftreten, wird die Diagnose AIDS gestellt, und zwar in 40% zuerst vom Nervenarzt (Neurologen).

Der Leidensweg des AIDS-Kranken geht über einen längeren Zeitraum, an dessen Ende er einen elenden Tod auf sich zukommen sieht.

Wie kann man AIDS vermeiden (Vorsorge)?

Das Hauptreservoir der Erkrankung liegt im Bereich der Homosexualität und der Drogensucht. Die Prostitution stellt hierbei ein zweitrangiges Problem dar (0,7% der Prostituierten in der BRD sind meist infolge von Drogensucht infiziert). Dagegen ist die Mehrzahl der Prostituierten in den Ländern der Dritten Welt, vor allem in Afrika und Südamerika, infiziert, und zwar zu 90% und mehr. Da die Hauptinfektion über virushaltiges Blut und Sperma erfolgt, müssen vor allem Kontakte in dieser Richtung vermieden werden.

In den USA wird die Verhütung mit 3 Punkten eingestuft:

1. Safe Sex. Unter diesem Schlagwort wird die Monogamie vertreten. Das heißt absolute, zeitlich unbegrenzte Beschränkung des Sexualverkehrs auf einen Partner.

2. Safer Sex. Hier ist die prinzipielle Anwendung von Kondomen bei Verkehr mit mehr als einem Partner gemeint. Leider bedeutet diese Empfehlung ein hohes Risiko, weil Kondome (Gummischutz) eine hohe Versagerquote haben. Dies ist daran zu erkennen, daß 10–15% der Frauen schwanger werden, auch wenn der Verkehr ausschließlich mit Kondomen stattgefunden hat, und dies innerhalb eines Jahres. Die Ursache dieses Versagens der Kondome ist in der Tatsache zu suchen, daß Kondome leicht beschädigt werden, vor allem durch unsachgemäßes Behandeln in Automaten und Quetschungen bei unsachgemäßer Aufbewahrung, wodurch der hauchdünne Gummi leicht zu Schaden kommt. Ein entscheidender Grund ist auch die häufige Überalterung des Gummis durch zu langes oder unsachgemäßes Lagern. Diese Umstände führen dann nicht selten zum Platzen des Kondoms während seines Gebrauchs. Außerdem werden in einem von hundert Kondomen Schwachstellen durch Luftblasen, winzige Einrisse etc. nachgewiesen, die ihre Schutzwirkung beeinträchtigen.

3. Schaumpräparate wie z.B. Patentex oval N (Schaumovulum) haben sich mindestens so gut bewährt wie Kondome. Wahrscheinlich ist ihr Schutz für die Frau wesentlich wirksamer als der des Gummis, weil das infektionsübertragende Sperma des Mannes mit seinen Viren rasch inaktiviert wird, während sie beim Versagen des Kondoms diesem Sperma direkt ausgesetzt ist. Natürlich können Kondom und Schaum auch gleichzeitig angewendet werden. Grundsätzlich ist zu bemerken, daß nur die Monogamie ein sicherer Schutz vor AIDS ist, während die unter 2. und 3. erwähnten Hilfsmittel eindeutige Risiken in sich tragen (Ausnahme: unbekannte Infektion infolge Blutübertragung). Auslandsreisenden, vor allem Afrikatouristen und Bordellbesuchern, ist heute das erhöhte Risiko einer AIDS-

Erkrankung bekannt; dies führt zu einer erheblichen AIDS-Phobie, also einer bedrückenden Angst, bereits von der Krankheit angesteckt worden zu sein. Hier ist nur mit der Durchführung von AIDS-Tests im Abstand von 1–2 Monaten zu helfen.

Abschließend sei noch auf eine interessante Eigenschaft der AIDS-Infektion hingewiesen:

AIDS wird nicht unbedingt beim ersten intimen Kontakt übertragen. Selbst jahrelange Kontakte führen häufig nicht zur AIDS-Infektion. Auch bei ausschließlich ehelichem Verkehr wird AIDS nur bei jedem 5. Paar vom kranken Mann auf die Frau und von der kranken Frau auf den Mann nur bei jedem 10. Ehepaar übertragen, obwohl der Verkehr 200- bis über 1000mal pro Ehepaar stattgefunden hatte.

Gefahr auf Auslandsreisen

Harnwegs- und Genitalinfektionen verschiedener Art sind vor allem in den Tropen nicht selten. Aufgrund der hygienischen Unzulänglichkeiten in diesen Ländern wird heute dringend empfohlen, daß jeder Auslandsreisende Injektionsspritzen und Einmalnadeln (Einmalbestecke) mit sich führt. Damit wird die Gefahr von antibiotischen Infektionen mit verseuchten Nadeln und Spritzen umgangen. Auch Notoperationen kommen immer wieder vor, und zwar nicht nur Unfälle, sondern auch Prostata-, Blasen- und Genitaloperationen nach Infektionen, Unfällen etc. Da z. B. in Afrika bereits 20% des Frischblutes (für Blutübertragungen) mit AIDS verseucht sind, sollte dort jede Operation und jede länger dauernde Behandlung unbedingt vermieden werden, wenn ein Abtransport durch die Luftrettung nach Europa zu verantworten ist. Gefährdete Manager werden in diesen Ländern von einer Blutbank mit ihrem zuvor gespeicherten, eigenen Blut oder aber mit Konserven aus Europa oder Amerika versorgt.

Kurbehandlung der chronischen Unterleibsentzündung

Ist eine Behandlung der chronischen Adnexitis im Sanatorium, im Heilbad oder in einem Kurort sinnvoll? Es ist wichtig, die Möglichkeiten, die Wirksamkeit und Leistungsfähigkeit einer solchen Kur richtig abzuschätzen. Die Kranken neigen aus einer gewissen Bequemlichkeit dazu, einen Teil der eigenen Verantwortung für ihre Genesung einer Kur zu überlassen. Nicht selten führt das zu einer Enttäuschung, da gerade bei Genitalleiden die tatsächlichen Möglichkeiten einer schnellen Heilung leicht überschätzt werden. Was aber kann man von einer Kurbehandlung erwarten? Die Wirkung der Heilbäder beruht auf einer Summierung zahlreicher die Heilung begünstigender Faktoren, die dem Kranken im häuslichen Bereich in diesem Maße nicht zur Verfügung stehen. Die beschriebenen allgemeinen und speziellen Behandlungsmethoden werden überwacht und daher konsequenter durchgeführt. Moor- und Thermalbäder sind für Kuren bei chronischer Prostatitis besonders geeignet (unter urologischer Leitung steht z.B. das Ludwigsbad in Bad Aibling). Berühmt sind auch das Friedrichsbad in Baden-Baden, die Thermen in Badenweiler, Stuttgart und zahlreichen anderen Badeorten. Sie sollen einen Monat lang durchgeführt und können jährlich wiederholt werden. Allerdings sollte auf eine ein- bis zweimonatige intensive Vor- und Nachbehandlung unter aktiver Teilnahme des Patienten nicht verzichtet und die häusliche und berufliche Situation den therapeutischen Erfordernissen angepaßt werden. Zu betonen ist, daß frühzeitige Kuren die größten Erfolgsaussichten bieten. Wir raten, einen verbindlichen Kostenvoranschlag für die Kur einzuholen und Empfehlungen seriöser Quellen zu beachten, um nicht überteuerten Scheinkuren, insbesondere im Ausland, zum Opfer zu fallen. Hier werden vor allem die Heilbäder in Abano Therme, Montegrotto und vor allem auf der Insel Ischia (vor Neapel) gerühmt (Poseidon-Bad, Succhivo).

Die nicht nur suggestive Kraft von Heilbädern (auch Wallfahrtsorten) ist in der gesteigerten Erfolgsrate bei Frauen mit Kinderwunsch zu erkennen. Patienten mit einem festen Glauben haben zweifellos eine psychologisch günstigere Ausgangsbasis.

Hygiene

Schwimmbad und Sauna (privat und öffentlich). Beide sind so sauber, wie die Badenden und das Personal sind. Die Gefahr der Infektion von Genitale und Harnwegen im Wasser ist relativ gering, auch wenn der Zusatz von Chlor oder die moderne Ozondesinfektion nicht immer ausreicht. Die Infektion findet auf Sitzgelegenheiten, Holzrosten, Duschen, Wasserhähnen, Liegen, WC etc. statt; hier fühlen sich alle Keime, ausnahmsweise auch Tripper, vor allem aber Pilze und Trichomonaden wohl. Der Fußpilz haftet z.B. bei einem guten Drittel der Bevölkerung zwischen den Zehen. – Gefährlich sind Viren im Wasser, welche oft weltweit verbreitet werden und gegen die Einheimische nicht immer Immunstoffe haben (Grippe, Schnupfen, Poliomyelitis etc., aber auch bakterielle Ohrfurunkel). Haustiere sind weitere Keimträger. – Das Landesuntersuchungsamt in Südbayern (München) stellte 1978 fest, daß 22% der privaten oder halböffentlichen und 11%

der öffentlichen Bäder bei Hygienekontrollen schlecht abschnitten (Keime wie Colibakterien und der gefährlichere Pseudomonas aeruginosa sind anspruchslos und als »Naßkeime« allgegenwärtig, wo sich Menschen und Tiere befinden). Die Chlorzehrung durch Sonne und Überzahl von Badegästen mindert den Keimschutz des Badewassers. In südlichen Ländern ist daher die regelmäßige ärztliche Untersuchung der Genitalorgane in renommierten Badeklubs Zwangsmaßnahme!

Mykosen (Pilzerkrankungen) werden bei Kindern durch den Umgang mit Tieren (auch Meerschweinchen, Vögel, Hamster etc.) verbreitet. Fehlernährung mit Übergewicht, sowie enge Kleidung (Schwitzen!) fördern das Pilzwachstum, ebenso Kunststoffasern. – Die Pilzerkrankung des Genitale wird vorwiegend durch Geschlechtsverkehr übertragen, nicht selten ist die Übertragung aus dem eigenen Dickdarm via Anus (siehe Jeanshosen). So haben vor allem Frauen (und nicht selten auch unberührte Mädchen) Candida-albicans-Infektionen, ohne dies zu ahnen (nahezu 10% der erwachsenen Frauen!). Bei Schwangeren nimmt diese Infektion rapide zu, so daß manche Entbindungsstation verseucht ist und die Frauen abgestillt werden müssen, weil die Säuglinge Mundinfektionen (Soor) bekommen.

Ein weiteres Risiko für Blase und Genitalorgane ist der Partnerwechsel. Ebenso wie jeder eingefleischte, aber aktive Junggeselle Träger vieler, auch krankhafter Keimsorten (bevorzugt Trichomonaden, Pilze und Kleinstlebewesen im harmlosesten Fall) wird, hat auch die häufig den Partner wechselnde Frau immer wieder Kummer mit urogenitalen Störungen. Jeder Arzt kennt dies aus seiner Praxis. Der Sinn religiöser und sozialer, auch moralischer Gebote (»Reinheit der Frau, Treue, Keuschheit« u.a.) hat hier seine praktische Bestätigung gefunden. Freiwillige Beschränkung bringt so auch hier mehr Freiheit, wenn man Gesundheit als einen ihrer Grundpfeiler anerkennt. Krankheit ist ja in gewissem Sinne freiheitsberaubend! Ergänzend sei erwähnt, daß Kondome zu Allergien, Verhütungszäpfchen, Kugeln und Salben zu Reizungen, Pillen (Antibaby-) zu Pilzbefall führen können. Gewisse Sexualpraktiken traumatisieren die Harnröhre (orogenitale Kontakte, also Mund- und Zungenverkehr, auch hierbei können krankhafte Keime übertragen werden), ganz zu schweigen vom Analverkehr!

Zeugungsfähigkeit und Ehe

Der an Prostatitis Erkrankte soll jede übertriebene sexuelle Betätigung vermeiden. Was über das natürliche Maß hinausgeht, ist schädlich. Alleinstehende sexuell aktive Männer mit häufigem Partnerwechsel sind besonders gefährdet, an einer der durch geschlechtlichen Verkehr übertragenen Sonderformen der Adnexitis zu erkranken. Auf Frauen trifft dies ebenso zu. Hier sind die Symptome oft geringer, wodurch die Verbreitung der Erreger gefördert wird. Die Frage, ob Kranke heiraten sollen, muß aus medizinischer Sicht schon deshalb bejaht werden, weil die Ehe Lebensgewohnheiten und Sexualleben reguliert. Im Hinblick auf Kinderwunsch müssen die Partner allerdings wissen, daß chronisch entzündete Adnexe unter Umständen Ursache von Zeugungsunfähigkeit sein können. Das gilt auch für Männer, die an Prostatitis leiden, aber noch keine entsprechenden Beschwerden bemerkt haben. Es ist daher ratsam, daß sich nicht nur die Frau, sondern auch der Mann untersuchen läßt, wenn der Verdacht auf ein Unterleibsleiden besteht oder der Kinderwunsch nach etwa einem Ehejahr noch keine Erfüllung gefunden hat. Grundsätzlich hat das Leiden keinen schädlichen Einfluß auf das Erbgut, weshalb auch in Ehen mit einem Adnexkranken der Wunsch nach Kindern vorbehaltlos unterstützt werden kann. Andererseits ist bei den oft lästigen Entzündungen der Nebenhoden unter Umständen eine Unterbrechung der Samenleiter angezeigt (Vasotomie). Falls die Familie nicht mehr vergrößert werden soll, entstehen hierbei keine ernstlichen Probleme. Die juristische Situation ist hier heute wesentlich günstiger als vor wenigen Jahren. So kann heute in besonderen Fällen auch die technisch einfache Sterilisation beim Mann anstatt bei der Frau vorgenommen werden. Beim Mann ist dieser Eingriff ohne Risiko ambulant ausführbar, während bei der Frau eine Bauchoperation mit Krankenhausbehandlung und vollem Risiko eines Eingriffs in die Bauchhöhle (auch bei der heute möglichen Kleinstoperation durch einen »Bauchspiegel«) notwendig wird. Zudem ist es nur beim Mann möglich, mit Hilfe einer einfachen mikroskopischen Untersuchung des Ejakulats auf lebende Samenzellen den Erfolg der Sterilisation zu kontrollieren!

Unfruchtbarkeit

Der drohenden Überbevölkerung der Erde steht auf der anderen Seite die zunehmende ungewollte Kinderlosigkeit bei mehr als 20% der Ehen gegenüber. Dabei ist die Ursache für eine sterile Ehe zu nahezu 50% beim Manne zu suchen; gerade er lehnt die bei ihm relativ einfache, andrologische Untersuchung oft ab. Unbewußt mag bei ihm eine Rolle spielen, daß er die Potentia coeundi (Fähigkeit, Beischlaf auszuüben) mit der Potentia generandi (Zeugungsfähigkeit) gleichsetzt. Das Gebiet der Zeugungsfähigkeit des Mannes, der Erkrankungen der männlichen Geschlechtsorgane und Hormondrüsen, fällt in die Lehre der sogenannten Andrologie. Diese Disziplin wird vom Urologen in Zusammenarbeit mit dem Frauenarzt und dem Dermatologen (Geschlechtskrankheiten) wahrgenommen; speziell mit der Beurteilung des Spermas (Samenflüssigkeit) und seiner Produktionsstätten befaßt sich die »Spermatologie« als Teilgebiet der Andrologie. Beim geschlechtsreifen Mann werden die Samenzellen (s. Abb. 8) in den Hoden gebildet. Im Gesamtvolumen des Ergusses machen sie jedoch nur etwa 3% aus, während die Hauptmasse des Ejakulats ein Gemisch von Sekreten der Prostata, der Samenbläschen und der Cowper-Drüsen (Schwellkörperdrüsen) darstellt.

Die Untersuchung auf Zeugungsfähigkeit. Der Samen des Mannes wird nach viertägiger Enthaltsamkeit durch Masturbation gewonnen. Die Menge beträgt ca. 3 ml, wobei 1 ml gesunde Samenflüssigkeit 50–200 Mill. Spermien (Normospermie) enthält. Diese können sich mit Hilfe ihres Schwanzes etwa 3 mm in der Minute fortbewegen. Bei der mikroskopischen Untersuchung wird außer dem Volumen des Ejakulats die Spermiendichte, ihre Beweglichkeit, Vitalität und Morphologie zur Beurteilung herangezogen. Die Samenflüssigkeit selbst wird auf Fruktose-, Milchsäure-, Zink- und Magnesiumkonzentration sowie Fermentgehalt untersucht. Von Interesse ist, daß auch im normalen Ejakulat nur 80% der Spermien beweglich sind und fast ein Drittel abnormale Veränderungen wie Mißbildungen, z.B. Doppelköpfigkeit aufweisen. Männer mit gestörter Zeugungsfähigkeit sind fast immer körperlich unauffällig, vor allem selten hormonell gestört. An erster Stelle steht daher die Spermauntersuchung vor der endokrinologischen (Hormonhaushalt).

Krankhafte Veränderungen der männlichen Geschlechtsorgane, die zur Zeugungsunfähigkeit führen, sind weniger häufig. Hier stehen Mißbildungen, also angeborene Störungen im Vordergrund. Im Geschwulstkapitel wird darauf hingewiesen, daß nicht in den Hodensack hinabgestiegene Hoden (Bauchhoden, Leistenhoden) zur Tumorbildung neigen. Die Samenreifung im Hoden ist an eine gegenüber dem übrigen Körper erniedrigte Temperatur gebunden. Wenn die Hoden zeugungsfähigen Samen liefern sollen, müssen sie daher bis zum 6. Lebensjahr in den Hodensack hinabgewandert sein. Dem kann der Arzt durch Hormonspritzen nachhelfen. Falls diese Behandlung versagt, kann ein chirurgischer Eingriff am Samenstrang vor der Einschulung, jedoch spätestens vor den ersten Zeichen der beginnenden Pubertät oft noch den gewünschten Erfolg bringen.

An zweiter Stelle stehen anatomische Veränderungen; so wird die Zeugungsfähigkeit z. B. von der Varikozele (Krampfaderbruch der inneren Samenstrangvenen) in Frage gestellt. Die chirurgische Unterbindung dieser Vene ist einfach, ebenso sollte jede Hydrozele (Wasserbruch der Hodenhüllen, meist Folge von Entzündungen am Nebenhoden) operativ beseitigt werden. Verhärtungen im Glied, die zu einer schmerzhaften Abweichung bei der Erektion führen, Verengungen der Vorhaut, die ihr Zurückstreifen nicht ermöglichen (Phimose), abnorme Mündungen der Harnröhre und Verengungen in ihr sind auch für den Laien leicht erkennbar. Sie erfordern ausnahmslos ärztliche Behandlung. – Bereits nach der Entbindung ist die Hebamme verpflichtet, auf solche Abnormitäten des Neugeborenen zu achten.

An dritter Stelle steht die Untersuchung der endokrinen Aktivität, also des Hormonhaushalts. Der Extremfall an endokriner Potenzstörung tritt z. B. nach Kastration, der Entfernung beider Hoden ein. Danach erlischt die Zeugungsfähigkeit und häufig auch die Potenz; letztere jedoch nicht in allen Fällen, da männliche Hormone auch von anderen Drüsen produziert werden können (z. B. Nebennieren). Die Produktion männlicher Hormone (Hodenaktivität) kann am Gehalt ihrer Abbauprodukte im Harn gemessen werden (ca. 15 mg pro Tag). Auch im Blut läßt sich der Hormonspiegel messen. Die Unterschiede zwischen zeugungsfähigen und hormonell funktionsgestörten Männern sind meist erheblich, ihre Kenntnis Voraussetzung für jede Behandlung. Auf eine gesunde Lebensführung mit vitaminreicher Kost (Vit. E: Geschlechtsvitamin, z. B. in Weizenkeimöl) und Einschränkung von Genußmitteln (besonders Nikotin und reichlich Alkohol sind schädlich) sei am Rande hingewiesen. Das Tragen von enger »modischer« Unterwäsche oder prall anliegender Hosen ist wegen der zu starken Wärmewirkung auf die Hoden äußerst schädlich. Der Atomphysiker TELLER hat einmal die Wirkung dieser Wäsche mit der Atombombe bezüglich der Fortpflanzung des Menschen verglichen. Auch das Auto geht in diese Richtung, sobald die jährlich gefahrene Kilometerzahl über 20 000 steigt! Bei Frauen liegen in diesem Punkt keine Untersuchungen vor.

Folgen von Entzündungen

Jede Unterleibsentzündung bei Mann und Frau nach Erkältung oder Infektion gefährdet die Zeugungsfähigkeit und ist deshalb entsprechend ernst zu nehmen. Ohne Zeitverlust muß sie daher sofort aktiv ärztlich behandelt werden. Auf die verschiedenen Formen der chronischen Adnexitis, insbesondere nach Tripperinfektion, und die dabei oft auftretenden

Entzündungen wurde bereits auf S. 38 hingewiesen. Die Prostatitis führt unter anderem auch zu einer Beeinträchtigung des Sauerstoffwechsels in den Samenzellen. Unter den Infektionskrankheiten ist Mumps (Ziegenpeter) zu erwähnen, die normalerweise als harmlose Kinderkrankheit verläuft. Nach der Geschlechtsreife (Pubertät) zieht sie jedoch bei ca. 30% der Männer eine Hodenentzündung nach sich, die dann, unter Umständen, zur Sterilität infolge Hodenschwundes führt. Nach allen Formen von Entzündungen, aber auch Operationen im Genitalbereich des Mannes wird gelegentlich eine Störung der Erektionsfähigkeit des Gliedes beobachtet. Die hinzukommende schwere seelische Belastung führt häufig zur Neurose. Diesen Kranken können wir heute – unabhängig vom Alter – auf relativ einfache Weise durch chirurgische Einpflanzung einer versteifenden Prothese in den Penis helfen (Erfolgsrate über 90%).

Impotenz

Impotenz und ihre Behandlung

Je nach Ursache des »Nichtkönnens« stehen verschiedene Methoden zur Verfügung. Als erstes muß daher die exakte Diagnose dieses Leidens bestimmt werden. Wir unterscheiden zunächst zwischen seelischen und organischen Ursachen. Erstere sind meistens auf Depressionen oder negative Lebensumstände, auch Störungen in der Partnerbeziehung zurückzuführen. Sie bedürfen je nach Hintergrund internistischer, psychotherapeutischer oder psychiatrischer Behandlung.

Die organische Impotenz basiert auf Störungen infolge körperlicher Fehler. Die Diagnose wird mit den bereits beschriebenen Untersuchungsmethoden gestellt. Hormonelle Störungen werden durch entsprechende Drüsenextrakte oder mit künstlichen Hormonpräparaten behandelt. Es leuchtet jedoch ein, daß z. B. ein totaler Hodenverlust zwar hormonell ausgeglichen werden kann, die ausgefallene Samenproduktion ist aber nicht ersetzbar. Die Zeugungsunfähigkeit ist somit nicht behoben, obwohl die Potenz wieder hergestellt ist. Dagegen kann ein häufiger Mißstand, die mangelnde Gliedsteife, oft erfolgreich behandelt werden. Dazu dienen 3 verschiedene Methoden: die Penisprothese und die Injektion in den Penis (SKAT) sowie die Gefäßoperation zur Wiederherstellung der arteriellen Durchblutung.

Autofahren und frühere Krankheiten (nicht nur Geschlechtskrankheiten) eine wichtige Rolle spielen (ca. ⅓ der Patienten sind zuckerkrank, ebenso viele hochdruckleidend; ca. 90% rauchen stark und 80% haben zu hohe Blutfettwerte (Alkohol spielt dabei meist eine ursächliche Rolle). Die klinische Untersuchung ist heute eine eigene Wissenschaft geworden, sie umfaßt den Zustand der männlichen Geschlechtsorgane und ihre Funktion (Prüfung der Nerven und Gefäße), sowie Labortests (Blutbild, Lebertests, Zukker- und Fetthaushalt, Hormonspiegel etc.). Nach diesen allgemeinen gibt es spezielle Untersuchungsmethoden:

Erektionsmessung:
Ein einfaches Bandmaß, um unbewußte nächtliche Erektionen (Versteifungen) zu beurteilen, ist das Erektiometer. Damit wird der Umfang des Penis über Nacht mit einer Kraft von 250 gr oder 450 gr abgelesen. Damit kann die körperliche von der seelischen Impotenz abgegrenzt werden. Mit elektronischen Geräten werden für wissenschaftliche Zwecke genauere Werte in Form von NPT-Meßkurven (nächtliche Penistumeszenz = NPT) gewonnen (Abb. 12a). Aus den Kurven kann auf arterielle Durchblutungsstörungen (kleine Ausschläge), sowie venöse Abflußstörungen (flache kurze Ausschläge) geschlossen werden. Diese Informationen dienen der Auswahl des Operationsverfahrens.

Der Papaverintest und SKAT = *Schwellkörperautoinjektionstherapie*. Die Gliedsteife (Erektion) kann durch die Injektion mit Papaverin in den Schwellkörper untersucht werden. Beginn, Dauer und Winkel der Erektion lassen Rückschlüsse auf den Grad einer organischen bzw. psychogenen Impotenz zu. Bleibt das Glied länger als 2 Stunden steif, so muß vom Arzt ein Gegenmittel zur Erschlaffung gespritzt werden. Der Test muß bei ausbleibender Steife an den folgenden Tagen mit erhöhter Dosis wiederholt werden; die SKAT-Lösung enthält gefäßaktive Stoffe, z.B. Prostaglandin (Prostavasin). Der Patient muß nach entsprechender Aufklärung sein Einverständnis schriftlich bezeugen.

Bei dem sogenannten »venösen Leck« versagt die Erektion, die Fehlerquelle muß gefunden werden (s. Kavernosographie), erst dann kann operiert werden.

Die Dopplleruntersuchung klärt über den Zustand der arteriellen Blutgefäße des Penis auf. Nur wenn sie genügend Blut heranführen, kann eine Erektion zustande kommen; allerdings müssen dazu auch die glatten Muskelzellen des kavernösen Gewebes intakt sein. – Auf die Eichel wird Nitroglycerin aufgebracht oder SKAT-Lösung injiziert und mit Hilfe eines Sonographen (Ultraschallgerät) der Wechsel der Blutströmungsgeschwindigkeiten verglichen, eventuell werden auch die Druckwerte der Arterie am Arm herangezogen.

Die Kavernosographie ist eine Röntgenuntersuchung, bei der die Hohlräume des Penis (Schwellkörper) mit Kontrastmittel aufgefüllt und abgelichtet werden. Die Ergebnisse werden verbessert, wenn zuvor SKAT-Lösung injiziert wird. Das »venöse Leck« wird hierbei aufgedeckt, d. h. fehlerhafte »undichte« Blutabflüsse können erkannt werden. Die Venenchirurgie kann etwa der Hälfte dieser Patienten wieder zu einer normalen Erektion verhelfen, wenn das Leck gut lokalisierbar ist. Weitere 25% mit ausgedehnteren Schäden können mit Hilfe der SKAT-Injektion potent werden. Rückfälle des Leidens sind allerdings möglich. Letztlich hilft dann nur noch die Penisprothese. – Interessant ist noch die Menge von Blut zu wissen, die durch die Arterie fließen muß, um eine Erektion zu erreichen (ca. 70 ml/Min.) und sie zu erhalten (ca. 30 ml/Min.).

Die Behandlung der Impotenz mit SKAT-Injektionen ist von einigen Bedingungen abhängig. Es wird nämlich keine echte (physiologische) Gliedsteife erzeugt, sondern ein künstlicher Zustand infolge Gefäßabflußverhinderung. Dies drückt sich auch in der oft stundenlang anhaltenden Erektion, unabhängig von der Ejakulation (Samenausstoß) aus. Der Patient muß über alle Probleme, Risiken und Komplikationen sowie ihre Behandlung aufgeklärt sein. So ist eine gewisse Intelligenz und Disziplin vorauszusetzen, wenn sie fehlen, wie z.B. bei unbelehrbaren Rauchern, ist von dieser Behandlung abzusehen. Die Altersgrenze liegt bei 65 Jahren; gewisse Herzleiden, insbesondere Rhythmusstörungen, schwere Nieren- und Leberkrankheiten und grüner Star (Glaukom) verbieten manchmal die Anwendung von SKAT. – Angezeigt ist die Behandlung bei arteriellen Störungen, neurogenen Ursachen (nach Unfällen wie z.B. bei Querschnittsgelähmten), Operationen besonders an der Blase und Prostata, Dialysepatienten und Mißerfolgen der Psychotherapie. Bei Versagensangst (seelische Ursache) genügt oft eine schwache Injektion, um das Selbstvertrauen des Patienten wieder herzustellen.

SKAT stellt eine Alternative zur Penisprothese dar, ist jedoch umständlicher zu handhaben. Vor allem muß eben jedesmal zur Erektion das Mittel in den Penis eingespritzt werden, wogegen die Prothese ein einmaliger Eingriff ist. Spätschäden treten in Form von Verhärtungen und Narben am Penis auf, die zu Verbiegungen des Penis (Deviation) mit Impotenz führen können.

Die Injektion (SKAT): Die Lösung wird etwas seitlich mit der dünnsten Insulinnadel (2,3 cm lang und 0,45 dick) senkrecht in liegender

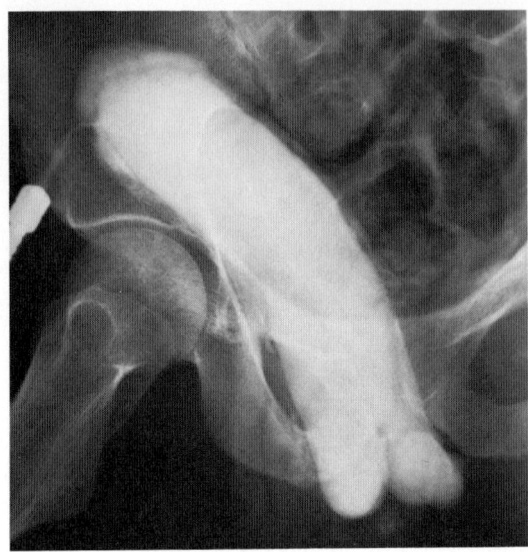

1.
Der erschlaffte Penis wird mit Röntgenkontrastmittel aufgefüllt (Kavernosogramm)

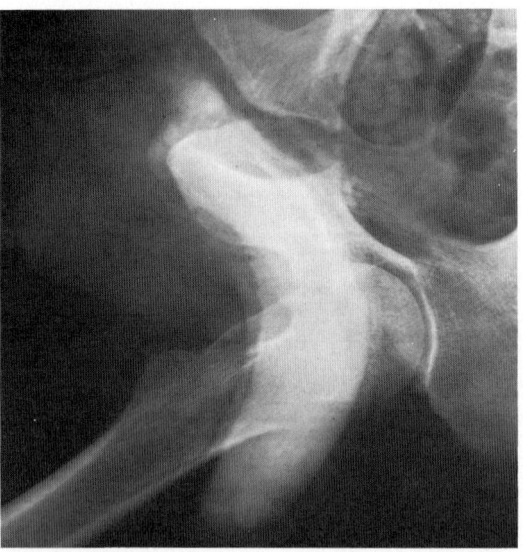

2.
Künstliche Erektion im Röntgenbild zur Feststellung der Fehlerquelle (z. B. venöses Leck)

Abb. 12   Röntgendarstellung des Penis bzw. seiner Schwellkörper zur Diagnostik bei Impotenz.

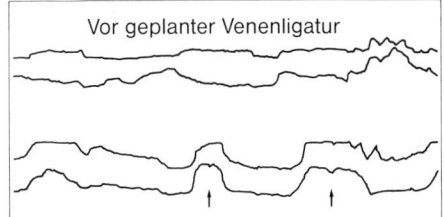

Abb. 12a **N**ächtliche **P**enis-**T**umeszenz vor und nach erfolgreicher Operation eines venösen Lecks: **NPT**-Meßkurven. Der Pfeil zeigt die Penisverdickung durch eine Erektion an.

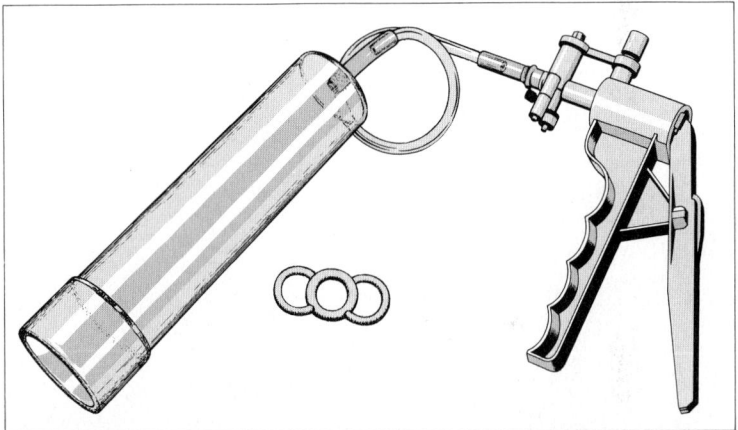

Abb. 12b Erektionshilfe durch Saugapparat. (Erec-Aid-System von Osbon). Der Penis wird durch eine Saugpumpe in einen erektionsähnlichen Zustand gebracht. Ein Gummiring wird um die Peniswurzel gelegt und verhindert die rasche Erschlaffung des Gliedes.

überhaupt keine Lust dazu, infolge fehlender Libido (Antrieb zum Verkehr). Kurioserweise verlangten zwei Ehefrauen die sofortige Entfernung der erfolgreichen Prothese, sie wollten einer anderweitigen Anwendung vorbeugen! Die Infektion durch eine Fadenfistel zwang zum Ausbau einer Prothese, der Erfolg konnte aber nach 3 Monaten durch Neueinpflanzung gesichert werden. Das Auswechseln der Prothese infolge Bruch des Silastikstabs war vor 20 Jahren ein Problem, das inzwischen nicht mehr auftrat. Unsere Erfahrungen über 20 Jahre zählten zu den ältesten in Europa, wir können jedem Mann mit geeigneten, von uns getesteten Voraussetzungen zu dem

Penisprothese

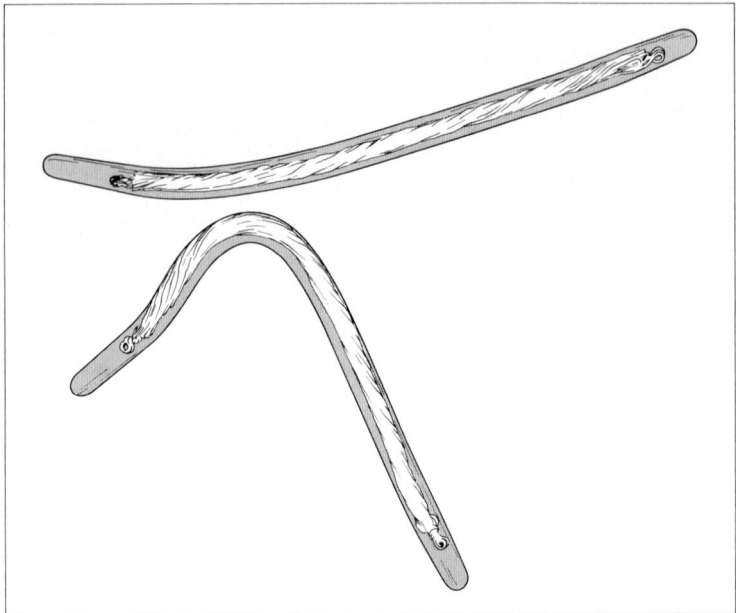

Abb. 12f Verschiedene Penisprothesen.
Penisstab aus Silikon (nach Jonas) zur Versteifung des gesamten Penis. In beide Schwellkörper wird ein Stab eingebracht; es gibt Modelle mit Silberdraht, die abgebogen werden können.

— *Sonstige Behandlungsmöglichkeiten*

Künstliche Befruchtung: Bei gewissen Indikationen besteht die Möglichkeit einer »künstlichen« Samenübertragung anstelle der natürlichen Einbringung des Spermas in die weibliche Scheide. Dabei unterscheidet man zwischen einer homologen (mit Samen des Ehemannes) und einer heterologen Samenübertragung (mit Samen eines Spenders). Wie bereits erwähnt, kann der Samen des Mannes – bei Tieren längst üblich – durch Vereisung konserviert und so zur »künstlichen« Befruchtung über Jahre erhalten werden. Dies zu wissen, kann für einzelne Kranke, die bestrahlt, sterilisiert oder kastriert werden müssen (z.B. bei Hodenkrebs), zur indirekten Erhaltung ihrer Zeugungsfähigkeit von Bedeutung sein. Die entstehenden rechtlichen Probleme müssen mit Juristen abgeklärt werden.

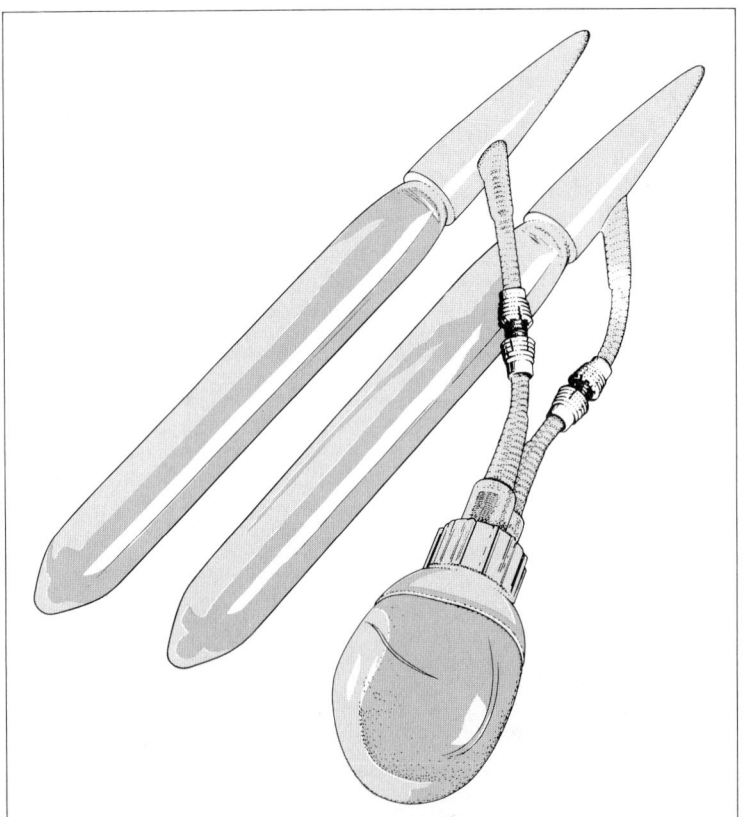

Abb. 12g   Automatische, hydraulische Penisprothese. Der Ballon wird in den Hodensack eingepflanzt. Mit seiner Hilfe können die Hohlkörper im Penis aufgepumpt und entleert werden; dabei wird die natürliche Erektion imitiert (Modell Mentor).

»**Retortenbaby**«: Diese Bezeichnung ist falsch, hat sich aber eingebürgert. Für kinderlose Ehepaare ist es ein großer Segen der modernen Wissenschaft, daß der Kinderwunsch jedem 2.–3. Paar erfüllt werden kann. Dazu ist nach einer fachärztlichen Vorbehandlung eine einfache Bauchspiegelung notwendig, bei der mehrere Eier aus dem Eierstock der Frau entnommen werden und nach Befruchtung mit dem Samen des Ehemannes in den Unterleib wieder zurückgebracht werden. Die ganze Manipulation erfordert lediglich einen 1–2tägigen Klinikaufenthalt. Aus eigenen Erfahrungen an unserer Klinik wissen wir, wie glücklich diese Eltern über ihr eigenes Kind nach dieser erfolgreichen Behandlung sind. Dieselbe Methode kann mit einer »Leihmutter« zum Erfolg führen; dies ist in der BRD nicht zulässig!

Prostata wurde selbst von dem Pathologen VIRCHOW in Berlin Ende des 19. Jahrhunderts noch falsch beurteilt. Erst seit wenigen Jahrzehnten wissen wir Genaueres über die Prostata überhaupt und über die Ursache ihrer Vergrößerung. Allerdings müssen wir zugeben, daß ihre innersekretorischen Funktionen und der Entstehungsmechanismus ihrer Vergrößerung letztlich auch heute noch nicht geklärt sind. Die primäre Erkrankung spielt sich in dem Teil der hinteren Harnröhre ab, der von der Prostata umschlossen wird. Hier bilden sich zunächst zahlreiche Knötchen infolge einer Wucherung von mit Bindegewebe umgebenden Drüsen. Aus diesen Knötchen entstehen dann gutartige Drüsengeschwülste, die die Prostata von innen her verdrängen ähnlich einer Orange, die ihre Schale immer mehr auftreibt. Diese der Harnröhre entstammenden »Adenome« (der paraurethralen Drüsen) können ein Gewicht von mehreren hundert Gramm erreichen. Meist bleiben sie jedoch weit unter hundert Gramm, da etwa 70% der Adenome unter 50 g und nur 5% über 100 g wiegen. Bildlich vergleichend nennt man sie auch »Blasenhalskropf«. Im letzten Jahrzehnt konnten wir durch unsere wissenschaftlichen Forschungen die Methode der elektrischen Prostataentfernung so verbessern, daß das Risiko für den Patienten gegenüber der chirurgischen Operation entscheidend gesenkt wurde und auch von den Universitäten als »patientenschonendes« Verfahren eingestuft wird.

Ursache der Altersprostata

Die Ursache des Wachstums der Harnröhrendrüsen bis zur Adenombildung ist in altersbedingten hormonellen Störungen zu suchen. Bei der Frau führen ähnliche Vorgänge zur Bildung von gutartigen Muskelgeschwülsten der Gebärmutter (Myome) und zum Aufhören der Monatsblutungen im Klimakterium. Beim Mann dagegen ist diese Phase der Wechseljahre so uncharakteristisch, daß augenfällige Symptome wie bei der Frau nicht in Erscheinung treten. So sind bis heute noch keine Hormone bekannt, die ein Wachstum der Adenome mit Entwicklung einer »Prostatahyperplasie« verhindern könnten. Einen ersten Ansatz dazu stellt neuerdings die Anwendung von weiblichen Follikelhormonen (aus Eierstöcken) im Frühstadium der Altersprostata und vor allem die Anwendung von Organextrakten jugendlicher Tiere (z. B. Revitorgan) dar.

Das Leiden beginnt nach dem 40. Lebensjahr mit mikroskopisch kleinen Drüsenwucherungen. Diese wachsen mit Unterbrechungen langsam weiter. Der Gesamtverlauf des Drüsenwachstums erstreckt sich über einen Zeitraum von zehn bis dreißig Jahren. Deshalb ist es unmöglich, im

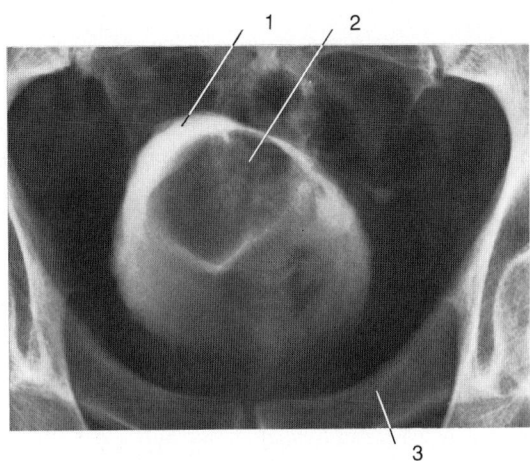

Abb. 13: Riesenadenom von ca. 250 g Gewicht vor der transurethralen Prostatektomie (TURP) mit Niederdruck bei einem 69jährigen Patienten mit erhöhtem Operationsrisiko. Das Blasenröntgenbild im Format 13 × 18 cm zeigt den riesigen endovesikalen Anteil einer 8 × 10 cm großen Prostatageschwulst.
1 = Blase
2 = Adenom
3 = Schambein.

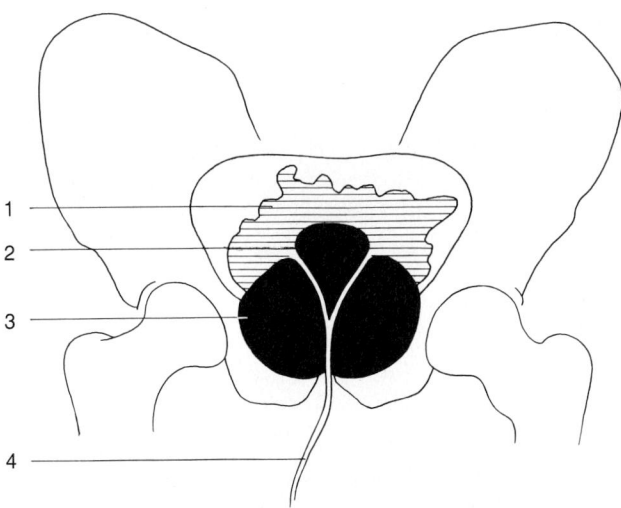

Abb. 14 Ausgeprägte Altersprostata. Die Drüsengeschwulst (schwarz) zeigt ausgeprägte Seitenlappen und hat sich vor allem unterhalb des Blasenbodens zum Darm zu entwickelt. Die Blase (gestrichelt) ist stark deformiert, nach oben verdrängt und weitgehend von der Geschwulst ausgefüllt.
1 = Blase   3 = Seitenlappen
2 = Mittellappen   4 = Harnröhre.

sind. Dies ist der Grund, weshalb sich der Kranke an sein Leiden gewöhnt – Schmerzen treten ja nicht auf – und schließlich der Vergleich zum »normalen Wasserlassen« verlorengeht. So lassen ihn die jahrelange Gewöhnung an das Leiden, die fehlenden Schmerzen, die großen zeitlichen Pausen des Prostatawachstums, in denen es immer wieder besser geht, den Ernst der Situation verkennen. Erst schwere Krankheitszeichen wie Schmerzen, akute Harnverhaltung oder dauerndes Harnträufeln und der unaufhaltsame körperliche Zusammenbruch zwingen den Patienten, zum Arzt zu gehen. Die Verschleierung der Symptome ist also eine typische Eigenschaft der Altersprostata. Scham und Angst veranlassen den Kranken, seine Umgebung zu täuschen und sich selbst etwas vorzumachen. Jeder Urologe kennt den Fall, daß sogar ein Arzt oder Krankenpfleger mit einer »Überlaufblase« mit Restharnmengen von einem bis zwei Litern in der Blase, dauerndem Harnträufeln und einer beginnenden Harnvergiftung zu ihm kommt und sich über die Tatsache seiner bereits weit fortgeschrittenen Prostatahypertrophie erstaunt zeigt. Er hat »noch nie etwas bemerkt« und die vorhandenen Kreuzschmerzen »rheumatisch« gedeutet.

Johannistrieb

Ein weiteres Symptom des Reizstadiums sind *nächtliche Gliedsteifungen*, ausgelöst durch die Anschwellung der Prostata, was von einzelnen Männern als Wiedererwachen des Geschlechtstriebes gedeutet wird. Der Volksmund spricht dann vom »Johannistrieb«, der schon manchen älteren Witwer zum Erstaunen seiner Kinder zu einer neuen Eheschließung veranlaßt hat. Oft sind diese Gliedsteifungen ohne Lustempfindung, wodurch der Schlaf geraubt und eine Neurose hervorgerufen werden kann. In diese Richtung weisen die Erscheinungen des »männlichen Klimakteriums« wie Depressionen, Launenhaftigkeit, Konzentrationsschwäche mit Gedächtnisschwund, Reizbarkeit und Mangel an Selbstbeherrschung, körperliche und geistige Leistungsabnahme.

Die Untersuchung des Prostatakranken im Reizstadium ist relativ unergiebig. Die Prostata ist vom After aus mit dem Zeigefinger nicht eindeutig oder wenig vergrößert tastbar, Urinbefund, Röntgenuntersuchung (Abb. 5), Blasenspiegelung bei Blasenstein- oder Krebsverdacht, Restharnbestimmung mit dem Katheter oder Blasenröntgenbild bringen nur uncharakteristische Befunde. Das Leiden entwickelt sich zunächst noch ohne typischen Befund.

Im Gegensatz dazu – und diese Tatsache zeigt wieder das Doppelgesicht aller Prostataleiden – kann in einzelnen Fällen ohne oder mit nur geringen subjektiven Beschwerden bereits ein ausgesprochen großes Adenom von den Ausmaßen einer Mandarine oder Orange vorliegen. Andererseits können bei Patienten mit erheblichen Beschwerden und Veränderungen von Blase und Nieren nur geringe Unregelmäßigkeiten der Prostata zu finden sein, wie Verhärtungen des Blasenausganges und Blasenschließmuskels durch zahlreiche mikroskopisch kleine Prostataadenome und Entzündungen.

Das Reizstadium geht stetig, jedoch unbemerkt in das Stadium der Restharnbildung über. Auch dieses zieht sich mit vielen Pausen und Erholungsphasen über Jahre hin, so daß sich der Patient immer wieder in Sicherheit wiegt. Die Blase ist nun nicht mehr bei jedem Wasserlassen in der Lage, den gesamten vorhandenen Harn auszutreiben. Es bleibt Restharn, obwohl die Blase ihre Muskelwand inzwischen durch das jahrelange »Zwangstraining« der erschwerten Entleerung erheblich verdickt hat und sich Muskelstränge ins Innere der Harnblase vorwölben (Abb. 14, deformierte Blase).

Schließmuskelverhärtung (Spinktersklerose) und Harnröhrenverengung (Stenose, Striktur) führen zu ähnlichen Beschwerden beim Wasserlassen. Sie müssen diagnostisch streng von der Altersprostata abgeteilt werden; allerdings kann bei diesen Leiden gleichzeitig eine Prostatageschwulst vorliegen!

— *Harnverhaltung*

In diesem Stadium ist jederzeit mit und ohne ersichtliche Ursache (Erkältung, übermäßiges Essen und Trinken, langes Zurückhalten der Harnentleerung mit Überdehnung der Blase, z.B. beim Stammtisch und bei langen Autofahrten, körperliche Überanstrengung usw.) eine plötzliche (akute) Harnverhaltung möglich. Sie löst sich durch ein heißes Sitzbad manchmal wieder. Aber öfter kommt das Wasserlassen spontan nicht mehr in Gang. Es ist immer wieder erstaunlich, wie hartnäckig die Kranken ihren Zustand ertragen, bis sie unter Qualen endlich den Weg zum Arzt finden. Hier zeigt sich das häufig mit dem Prostataleiden verbundene eigenartige psychische Verhalten und eine unverständliche Scham, sehr zum Nachteil des Patienten.

Im Stadium der Harnverhaltung bringt der Arzt mit dem Katheter erste und schnelle Hilfe. Vor dem Katheter fürchten sich viele Männer unbegründet. Das Einführen der dünnen Kunststoff- oder Gummikatheter stellt nur eine geringe Belästigung dar, und der Kranke merkt oft erst am

Abb. 15   Ausgeprägte Altersprostata. Die Drüsengeschwulst zeigt eine ausgeprägte Mittellappenbildung (weiß) und hat sich vorwiegend innerhalb der Blase (schwarz) entwikkelt. Der kugelige Mittellappen kann ähnlich einem Kugelventil eine plötzliche Harnverhaltung bewirken.
1. Blase (bereits deformiert)
2. Prostatamittellappen
3. Prostataseitenlappen
4. Samenhügel
5. Harnröhre
6. Divertikel.

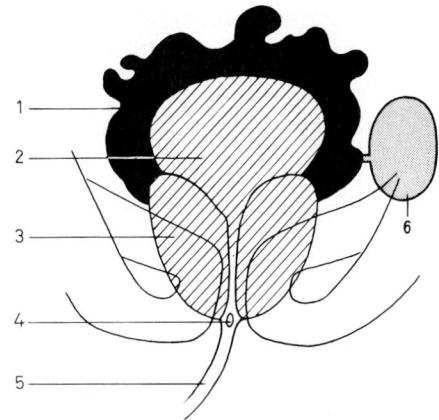

Nachlassen der Schmerzen beim Abfließen des Urins, daß der Katheter die Harnröhre passiert hat.

Die erste Harnverhaltung kann sich wieder lösen und alles scheint in Ordnung zu sein. Doch sollte der Kranke diese erste Harnverhaltung als Warnsignal betrachten und sich endlich vorbehaltlos an einen Arzt wenden. Mit wenigen Ausnahmen wiederholt sich eine durch Prostatavergrößerung bedingte Harnverhaltung nach Monaten oder Jahren, seltener erst nach Jahrzehnten. Sie bedeutet jedesmal einen lebensbedrohlichen Zustand, der nur durch fachkundige Hände schonend beseitigt werden kann. Auch hier ist zu bedenken, daß auch andere Leiden wie z. B. Krebs verschiedener Art eine Harnverhaltung auslösen können.

Abgehende Steine, Abszeß oder selbst eingeführte Fremdkörper können den Wasserabfluß stoppen.

Blasenausstülpungen (Divertikel)

Die Restharnbildung zieht weitere ernste Folgezustände nach sich. Die überentwickelte Muskelwand der Harnblase ist dem Innendruck des Blaseninhalts nicht mehr gewachsen. Sie bricht, oft an mehreren Stellen, und stülpt sich aus. Die Ausbuchtungen (Divertikel) können größer als die Harnblase selbst werden und die Restharnbildung verschlimmern (Abb. 14). Große Divertikel von Pflaumen- bis Faustgröße können nur operativ völlig beseitigt werden. Sie bilden sonst, auch wenn die Prostataoperation selbst gelungen ist, einen chronischen Krankheitszustand mit Restharn.

Abb. 16 Blasensteine durch den Blasenspiegel gesehen und etwa auf die Hälfte verkleinert (gezeichnet nach einer Originalfarbphotographie aus H. J. Reuter: Atlas der urologischen Endoskopie. Thieme, Stuttgart 1984).

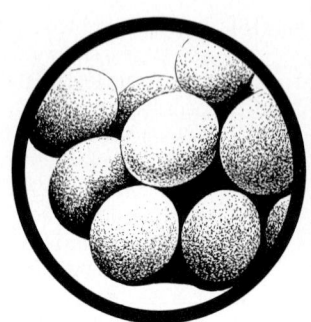

— *Steinbildung*

Der Restharn in der Blase neigt wie bei einem gestauten Gewässer zur Sedimentation von Harnbestandteilen, so daß sich Harnsalze zu »Grieß« zusammenballen und absetzen. Daraus können sich Harnsteine bis zu Apfelgröße entwickeln, die zur Unterbrechung des Harnstrahls, Blutungen bei Bewegung und Schmerzen führen, aber auch unbemerkt bleiben können, selbst wenn sie unregelmäßig gestaltet und gezackt sind (Abb. 16). Wichtig ist, daß gut- und bösartige Blasengeschwülste diese Symptome ebenfalls verursachen können. Im Gegensatz zur Nierensteinbildung, der wir heute auch medikamentös und diätetisch entgegentreten können, gibt es auf die Blasensteinentwicklung außer der Behandlung des ursächlichen Grundleidens der Prostata keine Einflußmöglichkeiten. Nebenbei sei erwähnt, daß sich auch in der Prostata selbst Steine bilden können. Sie sind oft Folge von Entzündungen chronischer Art und täuschen manchmal beim Abtasten der Prostata Krebs vor.

— *Infektion*

Alle Stauungszustände im Körper, z. B. in Gallenblase, Blinddarm und Nieren, erleichtern die Ansiedlung von Bakterien und führen zur Infektion. Die Infektion des Restharns in der Blase (nach Erkältung mit oder ohne ersichtlichen Grund, vgl. Prostatitis) bedeutet immer eine ernste Verschlimmerung des Prostataleidens. Auch jetzt neigt der Patient dazu, den neuen Zustand nicht wahrhaben zu wollen, jedoch beobachtet er eine Verstärkung seiner Beschwerden, evtl. akute Symptome mit Fieber, Schüttelfrost oder Blasenentzündung (Abb. 7). Durch die meist vorhandenen Darmbakterien riecht der Urin unangenehm, nach Ammoniak.

Die erste Etappe mit relativ harmlosen Beschwerden ist vorbei; die Krankheit tritt zusammen mit dem wachsenden Adenom in die zweite Etappe mit zunehmenden Organschäden ein, welche unaufhaltsam die dritte einleiten. Diese letzte Etappe ist von der Zerstörung der Nieren gekennzeichnet; das Versagen ihrer Funktion hat noch vor ca. 100 Jahren das Leben eines jeden 3. Mannes beendet.

— *Harnvergiftung (Urämie)*

Die Harnstauung mit Funktionseinschränkung der Nieren wird durch die aufgepfropfte Infektion schwerwiegend verschlimmert. Weil der Sekretionsdruck der Nieren und die Austreibungskraft der Harnleiter (Transport des Urins von der Niere zur Blase) den Druck in der gefüllten Blase nicht mehr überwinden können, kommt es zum Rückstau des Urins in Harnleiter und Nieren mit Schädigung der Nierensubstanz. Wenn die Stoffwechselschlacken aus dem Blut über den Urin nicht mehr ausgeschieden und abtransportiert werden können, kommt es zur Harnvergiftung des Körpers. Erstaunlicherweise können bereits relativ kleine Restharnmengen von 100 ml eine Dauerschädigung von Blase und Nieren verursachen, deren Schweregrad der Patient oft falsch einschätzt. Das letzte Stadium der Prostatahypertrophie ist durch dauerndes Harnträufeln aus der stark gefüllten Blase, durch Verwirrungszustände und außerdem durch Schwächung der körperlichen und seelischen Kräfte mit allmählichem unaufhaltsamen Verfall gekennzeichnet. Trotzdem kann dem Kranken noch geholfen werden, wenn körperliche Reserven zur Verfügung stehen und Komplikationen wie Nierenentzündung, Urosepsis, Herz- und Kreislaufversagen, vor allem aber die ausgeprägte Urämie noch fehlen. Gerade die neue Technik der elektrischen Niederdruck-TUR und die schonende endoskopische Kältechirurgie (das operative Einfrieren der Prostatageschwulst unter Sicht) hat bei diesen Kranken zu einer bedeutenden Senkung des Operationsrisikos geführt und manchen hoffnungslosen Dauerkatheterträger von seiner Plage befreit. Nur wer selbst einen solchen Patienten in der Familie (oder im Heim) erlebt hat, weiß, welche unsägliche Mühe mit diesem Zustand auch für die Angehörigen und Pfleger verbunden sein kann.

— *Harnblutung*

Eine Verfärbung des Urins ist häufiger bei krankhaften als bei harmlosen Veränderungen zu finden. Letzteres ist z. B. bei der Ausscheidung klaren roten Farbstoffes nach Genuß roter Rüben oder Pyridium ent-

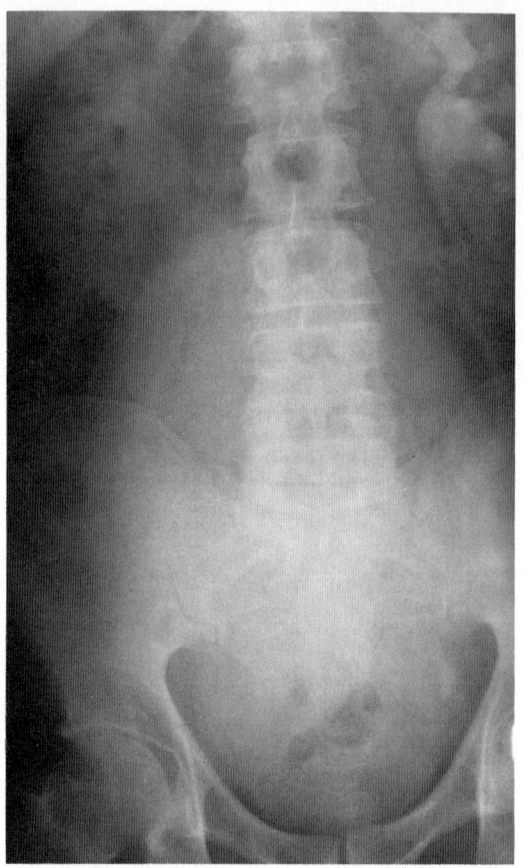

Abb. 17 TURP eines großen subvesikalen Prostataadenoms mit extremer Blasenatonie. Urogramm vor der Operation (35 × 40 cm). 2 Std. nach der Kontrastmittelinjektion stellen sich eine Riesenblase (2,2 l Inhalt) und eine erhebliche Stauung beider Nieren dar. – Der 58jährige Patient wird zur Klärung des Abdominaltumors überwiesen. Urologische Beschwerden bestehen nicht; die Miktion ist angeblich störungsfrei. 2 Monate Vorbereitung mit Dauerkatheter zur Operation.

haltender Medikamente (zur Behandlung von Harninfekten) der Fall. Bei geringfügigen Trübungen oder Verfärbungen des Urins ist eine sofortige Laborkontrolle beim Arzt oder in der Apotheke zu veranlassen. Gallenfarbstoffe bei Lebererkrankungen lassen den Urin infolge vermehrter Ausscheidung durch die Nieren dunkler als üblich erscheinen, noch dunkler als z. B. beim Dursten. Hier wird hochkonzentrierter, bernsteingelber Urin ausgeschieden. Grünliche Verfärbungen zeigen ernstere Störungen an. Ähnlich, jedoch mehr ins Bräunliche tendierend, äußern sich Blutspuren im Urin. Geringe Harnblutungen, wie sie z.B. häufig von Steinen der Harnwege in Verbindung mit Nierenkoliken ausgelöst werden, sind nur durch eine mikroskopische Untersuchung zu entdecken. Der Kranke bemerkt hierbei manchmal beim Wasserlassen vermehrte Schaumbildung durch Eiweißbeimengungen. Ohne Schmerzen treten diese geringfügigen Harnblutungen vor allem bei Nierenentzündung auf.

Neuerdings stehen Probestäbchen zur Verfügung, welche in den Harn getaucht werden und Bakterien-, Blut- oder Eiweißverdacht anzeigen (z.B. Nephur-Test für 8 Reaktionen, Sangur-Test für Blut und Ecur-Test für Eiweiß, Zucker und Blut; auch der Stuhlgang kann selbst mit Haemoccult oder Hemo-fec auf verborgenes Blut als Zeichen für Krebsverdacht getestet werden, diese müssen aber dem Arzt zur Auswertung vorgelegt werden).

Die typische Harnblutung schockiert den Kranken durch ihr plötzliches Auftreten. Die Farbe des Urins kann hierbei der reinen, frischen Blutes entsprechen, sie ändert sich aber rasch in rotweinähnliche bis rotbraune Tönungen.

Leider beruhigt der Patient sich meist rasch, wenn sich der Urin am selben oder am andern Tag wieder völlig normalisiert hat; er vergißt, zum Arzt zu gehen. Gerade diese Form des einmaligen Blutharnens ohne Schmerzen ist typisch für Geschwülste im Bereich der Harnwege, zu denen ja auch die Altersprostata und der Prostatakrebs zählen. Blutharnen in Verbindung mit Schmerzen oder Harnverhaltung infolge Verstopfung der Harnröhre mit Koageln (Blutpfropfen), Abgang von Geschwulstteilen oder Steinen, aber auch nach Unfall mit Nierenprellung, Blasen- oder Harnröhrenverletzung führt den Kranken schneller zum Arzt.

Eine akute Blasenentzündung kann, vor allem bei Mädchen und Frauen, eine massive, jedoch sehr schmerzhafte Harnblutung verursachen; bevorzugt tritt dieser quälende Blasenkatarrh nach heißen Tagen (Sommerfest, Picknick, Wassersport), aber auch als sogenannte Deflorations-Zystitis auf. Er wird durch Erhitzung und Abkühlung, kalte Getränke in Verbindung mit leichter Kleidung und Sitzen auf harten Stühlen oder abgekühltem Boden (Liegen im Sand oder auf Gras), besonders häufig auf zugigen Balkonen oder Terrassen provoziert.

Eine wertvolle Aussage für die Diagnostik hängt von der Beobachtung des Harnstrahles während des Wasserlassens ab, und zwar in welcher Phase des Urinierens der Strahl blutig verfärbt war.

Vollständiges Blutharnen liegt vor, wenn der Urinstrahl von Anfang bis zum Ende rot verändert war. Teilweises Blutharnen kann in der ersten oder letzten Phase der Miktion, also anfangs oder am Schluß des Urinierens in Erscheinung treten.

Eine andere Form des Blutharnens besteht im unbemerkten Abgang von Blut aus der Harnröhre. Der Kranke bemerkt dabei lediglich blutige Flecken in der Unterwäsche. Wir sehen diesen vom Wasserlassen unabhängigen blutigen Ausfluß vorwiegend bei Erkrankungen von Prostata und Harnröhre. Er kann Symptom aller gut- oder bösartigen Leiden dieser Organe sein. Am häufigsten wird er bei der Prostatitis beobachtet; hier besteht manchmal eine Kombination mit blutigen Verfärbungen des Samens infolge Samenblasenentzündung, seltener infolge Tumorerkrankung. Typischerweise erkennt die Partnerin dieses Blutsperma oft als erste. Verletzungen, wie z.B. Einriß des Frenulums beim Geschlechtsverkehr, Entzündungen, Kondylome, aber auch Krebs von Vorhaut, Eichel und Harnröhrenöffnung können blutige Absonderungen mit Wäscheflecken hervorrufen. Kondylome sind spitzige oder breitflächige Wucherungen nach Infektion durch sexuelle Kontakte. Sie werden heute bevorzugt durch homo- und bisexuelle Betätigung, beispielsweise mit Analverkehr, übertragen.

Abschließend sei nochmals auf die ernste Bedeutung der Harnblutung als Fingerzeig für die Erkrankung der Harn- und Geschlechtswege an Entzündungen (einschließlich Tuberkulose) oder Geschwülsten (einschließlich Altersprostata und Krebs) sowie an Steinleiden und nach Unfällen mit inneren Verletzungen hingewiesen. Die eigentliche Ursache kann nur der Arzt erkennen. Die Blutungsquelle ist bei vereinzelten Fällen schwierig zu finden; vor allem, wenn das Bluten rasch wieder aufgehört hat. Daher soll die ärztliche Untersuchung sofort, also solange der Urin noch verfärbt ist, veranlaßt werden. Dies spart dem Kranken außerdem einen Teil der langwierigen und belastenden Diagnostik, die bei abgeklungener Blutung notwendig wird.

Jede auch noch so geringe Blutung aus Blase, Unterleib (und After) erfordert eine ärztliche Untersuchung.

Blasentumoren: Sie zeigen sich in erster Linie durch eine, oft nur einmalige Harnblutung an – eine sofortige Untersuchung ist nötig. Blasentumoren sind selten gutartig (Papillome), sie können dann einfach und ausschließlich transurethral (keinesfalls durch Bauchschnitt!) operiert werden (TUR wie bei der Prostata oder Laser). Sie wachsen bei 70% der Patienten wieder und schlagen in Bösartigkeit um, wenn sie nicht rechtzeitig operiert werden; daher muß der Kranke in 3–12monatigen Abständen zur urologischen Kontrolle. – Auch Blasenkrebs kann im Frühstadium noch geheilt werden. Hier sind transurethrale Elektroresektion (TUR), Laser und Kältechirurgie, teilweise oder totale Entfernung der Harnblase, sowie Operation der Lymphknoten zu erwägen. Als Ergänzungsbehandlung dienen Bestrahlung, Chemotherapie und nicht zuletzt Pflanzenextrakte (z. B. aus Mistel). Sie sind bereits bei den Papillomen eine wichtige Hilfe im Kampf gegen Rückfall und Umschlag in Krebs. Auch die Überwärmung der befallenen Körperregionen ist schon versucht worden.

Nierentumoren. Sie werden heute meist zufällig, also bevor Symptome auftreten, bei Ultraschalluntersuchungen entdeckt – die Röntgenuntersuchung wird heute durch Ultraschall- und die Computer- bzw. Kernspin-Tomographie ergänzt. Bei unklaren Hoden-, Bauch- und Rückenschmerzen, sowie trübem Urin, auch hoher Blutsenkung, Unlust, unklarer Gewichtsabnahme etc. ist dieses Leiden in Erwägung zu ziehen. Die neue Uretero-renoskopie zur nicht-operativen Behandlung von Harnsteinen, läßt auch versteckte Geschwülste vor allem im Nierenbecken endoskopisch diagnostizieren. Die Chemotherapie der Geschwülste der Harnorgane zeigte ihre ersten vielversprechenden Erfolge, wie wir sie schon von den Hodentumoren her kennen. Hier sind sie, je nach anderer Therapieform, als Folgebehandlung nach der Operation überlegen. Abhängig von der Geschwulstart (bestimmt durch die histologische Gewebeuntersuchung) und die Ausdehnung (Tumorstadium) kann das Leben vieler Patienten noch gerettet und erhalten werden, bei denen jede andere Therapie versagt hat. Dies trifft heute vor allem auf Prostata- und Blasentumoren zu. Neue zusätzliche Behandlungsformen auf chemischer und immunologischer Basis stehen im Versuch. An unserer Klinik wurde eine Methode entwickelt, durch die Hauptschlagader der Blase Medikamente in die Krebsregion zu führen und dadurch den Tumor zu reduzieren.

Stoffwechselgifte der Prostatageschwulst

Dieses Kapitel ist in keinem Lehrbuch der Medizin zu finden, daher wird von Neulingen in unserer Klinik oft als erstes die Frage nach diesen Giften gestellt (*Schädliche Stoffwechselprodukte* »Toxine« oder »Stoffwechselgift«).

In allen Stadien der Altersprostata werden nicht nur wie beim Prostatakrebs, sondern auch wie bei jeder größeren gutartigen Geschwulst oder z. B. von Abszessen und Infektionen Giftstoffe in den Körper abgegeben, die sich auf den körperlichen und seelischen Zustand des Patienten nachteilig auswirken. Bei vielen Prostataadenomen fehlt dieser Einfluß, bei anderen ist er dagegen so stark, daß die Patienten schon wenige Wochen nach operativer Entfernung der Geschwulst durch den Wegfall der Gifte kräftig an Gewicht zunehmen (5–10 kg) und körperlich und geistig um Jahre jünger wirken. Im fortgeschrittenen Stadium der Altersprostata sind die Veränderungen in Urin und Blut, bei Tastuntersuchung der Prostata und im Röntgenbild von Blase, Niere und Harnröhre so ausgeprägt, daß die ärztliche Entscheidung nicht schwer ist, ob weiteres Zuwarten unter konservativen Maßnahmen oder die operative Behandlung das günstigste Resultat erwarten lassen (s. Abb. 26). Die Entscheidung über die für ihn beste Behandlungsmethode sollte der Patient dem Arzt überlassen. Der Kranke kann selbst nicht entscheiden, ob er zu den 50% der Prostatakranken gehört, deren Leiden bedeutungslos ist, oder zu denen, die kaum Beschwerden, aber doch ein ernstes Leiden haben, oder ob überhaupt ein völlig anderes Leiden innerer Organe oder Krebs vorliegt. Zu bedenken ist, daß die Mehrzahl der Prostatakranken durch entsprechende Arzneimittel, Verhaltensvorschriften und Kuren ohne Operation behandelt werden kann. Nur etwa jeder siebente Krankheitsfall muß operiert werden. Eine Beobachtung mit Kontrolluntersuchungen in vom Arzt zu bestimmenden zeitlichen Abständen ist bei den Fällen ohne Operation unbedingt notwendig. Sie nimmt dem Prostatakranken die oft erhebliche seelische Belastung. Außerdem werden die bei einem Teil der Kranken auftretende krebsige Entartung der Prostata und sonstige Verschlimmerungen frühzeitig erfaßt. Neuerdings wird die Diagnostik durch verfeinerte Untersuchungsmethoden (Isotopenuntersuchungen von Niere und Blase, Feinnadelbiopsie zur Krebsdiagnostik, Ultraschall, Computer- oder Kernspin-Tomographie u. a.) bereichert und so dem Arzt die Beurteilung der krankheitsbedingten Schäden erleichtert (s. S. 108).

Vergleiche mit anderen Krankheiten

In diesem Zusammenhang sei daran erinnert (s. Kap. »Prostatitis«), daß zahlreiche andere Leiden die gleichen Krankheitszeichen wie Prostataleiden verursachen können, z.B. vegetative Labilität, Nervosität, Überarbeitung, alle Formen der Entzündung von Prostata, Harnblase und Harnröhre, der Geschlechtsorgane, der Vorhaut (Altersphimose) und des gesamten Bauchraumes einschließlich des Enddarmes (Hämorrhoiden), außerdem Krankheiten des Rückenmarks und Gehirns, multiple Sklerose, Tabes, Zustand nach Schlaganfall. Auch Krebserkrankungen des Mastdarms und der Harnblase lösen oft die gleichen Symptome aus. Der Kranke hat also nie selbst die Möglichkeit, die Symptome zutreffend zu deuten. Er begibt sich in größte Gefahr, wenn durch »Vogel-Strauß-Politik« ein von ihm nicht vermutetes unheilvolles Leiden an Stelle der angenommenen zunächst relativ harmlosen Prostatahypertrophie übersehen wird.

Vorsorge-Untersuchung

Nach neuen Erhebungen ist die Beteiligung der Sozialversicherten seit 1977 von 18,1% auf 10% im Jahr 1986 gesunken. Dieser Tatbestand ist äußerst besorgniserregend, weil die Patienten mangels rechtzeitiger Untersuchung, häufiger erst im fortgeschrittenen Stadium der Erkrankung kommen. Bei etwa 15% dieser Patienten liegt gleichzeitig bereits eine Krebserkrankung der Prostata vor. Auch die Anzahl der größeren Prostatageschwülste (über 40–50 gr), die von vielen Kliniken leider mit der wesentlich risikoreicheren chirurgischen Operation behandelt werden, führt zu einer höheren Lebensgefährdung und zu einer deutlich größeren seelischen und körperlichen Belastung. Nur an wenigen Kliniken wird die Kunst der großen, auch gegenüber der chirurgischen Operation schonenden totalen Elektroresektion (TURP) ausgeübt und beherrscht. Diese Technik erfordert eine große Erfahrung und kann daher nur vom versierten Operateur beherrscht werden (siehe Kap. Prostata-Operation). – Immerhin tritt bei 80% aller Männer über 60 Jahren eine Prostatageschwulst auf. Indem sie die Harnröhre ringförmig umklammert, führt sie zu den typischen Erschwernissen beim Wasserlassen mit vermehrtem Harndrang und gehäuftem nächtlichen Drang. Eigenartigerweise beachtet der Patient das Nachlassen des Harnstrahls ungenügend. – Erfreulicherweise kann die Behandlung bei der Mehrzahl der Patienten nämlich im Reizstadium mit pflanzlichen Mitteln (Phytotherapeutika) durchgeführt werden. Sie enthalten ein Beta-Sitosteringemisch aus verschiedenen Pflanzen; diese hemmen die lokale Produktion von Prostaglandinen, die teilweise für die Entstehung der gutartigen Vergrößerungen der Prostatadrüse verantwortlich sind. Hinzu kommen Veränderungen im Hormonstoffwechsel innerhalb der Prostata mit Anreicherung von Testosteron (männliches Sexualhormon). Die pflanzlichen Mittel haben außerdem einen entspannenden und schmerzlindernden Effekt. – Die Vorsorgeuntersuchung entscheidet weiter darüber, wie weit das Prostataleiden fortgeschritten ist und ob operative Maßnahmen nicht zu umgehen sind. Schädigungen anderer Organe wie Nieren, Herz und Kreislauf werden offengelegt. Demnach dient die Vorsorgeuntersuchung nicht allein der Krebsfrüherkennung, sondern der Beurteilung der gesamten Harnwege und letztlich auch der Folgeerkrankungen des gesamten Organismus (Abb. 17).

Vorbeugende und konservative Behandlung der Altersprostata

Allgemeine Vorbeugung von Altersschäden und Krankheiten innerer Organe

Die Vorbeugung und Behandlung der Prostatahypertrophie in ihrem frühesten Beginn ist heute noch nicht möglich, weil die letzte Ursache des Leidens unbekannt ist. Die wichtigsten wissenschaftlichen Methoden zur Erforschung einer Krankheit, vor allem der Tierversuch, sind unzuverlässig, weil kurzlebige Tiere keine Altersprostata bekommen. Ebenso ist der Einfluß vorbeugender Arzneimittel auf das Wachstum der Prostatageschwulst wissenschaftlich nicht erfaßbar. So sind Spekulationen mit diversen Heilmethoden leider Tür und Tor geöffnet.

Unsere Empfehlung für die vorbeugende Behandlung der Prostatahypertrophie stützt sich auf altüberliefertes Erfahrungsgut bei Alterskrankheiten überhaupt. Wir suchen durch eine Hebung des körperlichen Allgemeinzustandes sowohl den Alterungsprozeß als auch den Wachstumsprozeß der Prostata zurückzuhalten.

Dieser Weg bedarf einiger Einsicht von seiten des Kranken. Der Prostatakranke muß lernen, mit seinem Leiden zu leben und bestimmte Lebensregeln einzuhalten. Allgemein ist eine ruhige Lebensordnung anzustreben. Statt weiterhin besondere Leistungen in Beruf und Privatleben erzwingen zu wollen, sollte man sich gemäßigtere Ziele setzen. *Nach dem 60. Lebensjahr* sollte sich der Prostatapatient auf die Erhaltung des Erworbenen und seiner Arbeitskraft beschränken. Nebensächliches, aber auch wichtig erscheinende Dinge sollte man an Jüngere abgeben, die nach Verantwortung streben. Es genügt, wenn der Ältere und Erfahrenere den Überblick behält. Diese Einsicht fällt dem verantwortlich Tätigen vielfach schwer, so daß er oft erst durch Verschleißkrankheiten und dann meist zu einem ungünstigen Zeitpunkt zur Reduzierung seiner Arbeitsleistung gezwungen wird. Wer in der glücklichen Lage ist, eine gesicherte Altersversorgung zu haben, sollte kürzer treten und versuchen, bisher evtl. vernachlässigte Dinge, wie z.B. Familie, Kultur und Bildung, Körperpflege und -ertüchtigung, Reisen etc. zu pflegen. Versäumtes kann so nachgeholt werden und manches auch gegenüber den Mitmenschen wiedergutgemacht werden. Materielle Dinge sollten gegenüber geistigen Werten immer mehr zurückstehen.

Dem Prostatakranken ist also von allen übermäßigen körperlichen und seelischen Belastungen abzuraten, insbesondere wenn sie mit Kälteeinwirkungen verbunden sind (kaltes Bad, Wechseldusche, Bergsteigen, Reiten, Extremreisen, z. B. in tropische Länder wie Karibik, Zentralafrika etc., lange Autofahrten). Eine Ausnahme bilden jahrzehntelang gewohnte, liebgewordene Tätigkeiten (Hobby) auch im Sport, die man ohne Fanatismus betreiben soll. Die plötzlichen Harnverhaltungen nach Exzessen im Trinken und Essen, besonders nach festlichen Anlässen, sind bekannt. Das allzubeliebte Auto spielt dabei nicht selten die auslösende Rolle.

Bedrohlich ist dies vor allem im Urlaub, wenn keine qualifizierte ärztliche Versorgung möglich ist (spezielle Sitzkissen, »Prostatawärmer« mitnehmen). Der ältere Mensch soll sich vor allem täglich viel bewegen.

Die Absonderung schädlicher Stoffwechselprodukte durch die Prostatageschwulst ins Blut bedingt eine Beschleunigung der Alterungsprozesse innerer Organe, vor allem des Herz- und Gefäßsystems. Die Neigung zu hohem Blutdruck und Arteriosklerose wird gefördert. Die Gehirngefäßsklerose nimmt rascher zu. Zusätzliche bestehende Krankheiten innerer Organe, insbesondere Zuckerkrankheit und Leberleiden, schließen einen »Hexenkreis«, in dem ein Leiden das andere in ungünstiger Weise beeinflußt. Fortschreitende Altersleiden wie die Zuckerkrankheit können den Arzt dazu veranlassen, dem Patienten eine frühzeitige Operation anzuraten: dies besonders wenn eine Verschlimmerung dieser Leiden durch die kranke Prostata zu befürchten ist. Dem Prostatakranken soll die Operation zugemutet werden, solange sie für ihn noch kein zu großes Risiko darstellt, die Prostatageschwulst sich noch gut auf transurethralem Weg (transurethrale Prostatektomie, durch Elektroresektion, TURP) also ohne riskanten Bauchschnitt entfernen läßt und solange durch diese endoskopische Operation eine günstige Wirkung auf den Gesamtorganismus zu erwarten ist. In erhöhtem Maß gilt dies für die Erkrankung an Prostatakrebs. Unter allen Umständen sollte die nach zu langem Hinauszögern der Altersprostata manchmal infolge der Übergröße des Adenoms (7 cm Durchmesser und mehr) notwendig werdende chirurgische Operation durch eine rechtzeitige vorsorgliche Operation ohne Bauchschnitt vermieden werden, da die chirurgische Operation im Vergleich mit der transurethralen Elektroresektion immer mit einem entscheidend höheren Risiko, Schmerzen, postoperativen Komplikationen und einer vielfach höheren Sterberate verbunden ist (s. Kap. »Operation der Prostata«).

Der erste Weg zur Vorbeugung und Behandlung der Altersprostata besteht nach dem Gesagten also in einer allgemeinen Rücksicht auf den Alterungsprozeß, in der Vorbeugung und Behandlung von Altersschäden und organischen Leiden sowie in der rechtzeitigen unblutigen Operation durch die Harnröhre zu einem Zeitpunkt, der kein Lebensrisiko erwarten läßt.

Spezielle Vorbeugung und Behandlung der Prostatageschwulst, ihrer Symptome und Krankheitsfolgen

Der zweite Weg versucht das Leiden unmittelbar durch Vorbeugung und Behandlung der Geschwulstbildung, der bestehenden Krankheitssymptome und der Folgeerkrankungen der Altersprostata zu beeinflussen.

Naturheilmethoden bedienen sich natürlicher Heilmittel. Im Einzelfall stehen viele Wege offen. Wie schon erläutert, sind sie häufig mit Spekulationen verbunden.

Ernährung und Diät

Der einfachste Weg ist die weise Beschränkung der Lebensgenüsse und die Einhaltung einer Diät. Zu diesem Thema gibt es zahlreiche Ratgeber, u.a. von HOLTMEIER, Ernährung des alternden Menschen. Stuttgart 1987 (siehe auch Seite 38f.).

Heilkur

Wie bei der chronischen Prostatitis erhebt sich auch bei der Altersprostata die Frage einer Sanatoriumskur. Wie erwähnt, ist nur bei jedem siebenten Prostatakranken eine Operation notwendig. Die Frage, ob sich die Operation durch eine Heilkur ersetzen oder vermeiden läßt, ist zu verneinen. Die bereits vorhandene Geschwulst kann nicht mehr zur Rückbildung gebracht, die fortschreitende Tendenz des Leidens nicht einmal nachweisbar beeinflußt oder verzögert werden. Dagegen können in einzelnen Fällen Krankheiten, die das Prostataleiden direkt oder indirekt ungünstig beeinflussen, wie Entzündungen der Prostata selbst oder der Harnblase sowie Erschöpfungszustände, durch Behandlung so günstig beeinflußt werden, daß eine eindeutige Besserung der Prostatabeschwerden eintritt. Der Kranke kann lernen, wie durch eine vernünftige Regulierung von Lebensweise und Eßgewohnheiten ungünstige Einwirkungen auf die Prostata und die Funktion des Wasserlassens vermieden werden. Der Arzt wird im Einzelfall entscheiden, ob eine Sanatoriumskur erfolgversprechend ist oder nicht. Zweifellos wird man vor allem den sechs von sieben Prostatapatienten, die ohne Operation behandelt werden können, zu einer jährlichen Kur raten dürfen, deren Ziel die Hebung des Allgemeinbefindens ist. Wir betonen, daß diese Kur einen günstigen Einfluß auf die kranke Prostata nur als Nebenziel zu haben braucht. Spezielle »Prostata-Kurorte« gibt es daher nicht. Die Prostatapatienten werden in Sanatorien und Bädern für Nieren- und Blasenerkrankungen, für Altersleiden, Herz-, Gefäß- und Rheumaerkrankungen mit betreut, also auch in Moor-, Thermal- und insbesondere in Kneippbädern. Je früher die Kur angetreten wird, ein desto besseres Ergebnis ist von ihr zu erwarten. Ein verbindlicher, alles umfassender Kostenvoranschlag sollte vor der Kur eingeholt werden. Krebskranken stehen heute einzelne gutgeführte Spezialkliniken bzw. Sanatorien zur Verfügung (z.B. Bad Aibling, Baden-Baden, Brückenau oder Wildungen mit Urologen). Erwähnt sei nochmals die durch antike Thermen berühmte Insel Ischia (Poseidonbad, Succhivo etc.).

Die Voraussetzung für den Erfolg der Kur ist die ärztliche Überwachung. Dazu gehört neben der Festlegung der Kurmittel, daß der Patient so unterwiesen und gelenkt wird, daß er seine bisher vielleicht falsche Lebensweise korrigiert und die dadurch bedingten Beschwerden günstig beeinflußt werden.

Die Heilwirkung von Bädern, Kneippen und Klimakuren beruht auf der Einwirkung äußerer Reize, vorwiegend physikalischer, aber auch chemischer Natur. Sie führen zu Reaktionen von Kreislauf, Stoffwechsel und Nervensystem und sollen durch Umstellung der Regulationsvorgänge neue Kräfte und Reserven zur Überwindung krankhafter Zustände mobilisieren. Vorbedingung einer Kur ist daher ein noch reaktionsfähiger Allgemeinzustand des Organismus und seine Fähigkeit, die notwendigen Maßnahmen zu ertragen.

Akute Krankheiten, Siechtum und Krebs schließen im allgemeinen eine Heilkur aus, an der der Kranke aktiv teilnehmen und sich auch selber viel bewegen muß. Alltagssorgen und Zeitdruck sind dem Verlauf einer Kur abträglich. Sie sollte etwa einen Monat dauern; zu Hause sollten ihre Anwendungen nach dem Behandlungsplan des Kurarztes fortgesetzt werden.

Erwähnt sei noch die Elektrotherapie in Form von Kurz- oder Mikrowellenbestrahlungen, die vor allem die entzündlichen Veränderungen beeinflußt. Wärme jeder Art auch in bequemer Anwendung durch elektrische Heizdecken und Heizsitze z.B. im Auto ist immer gut. Akupunktur ist ein Verfahren, das der Entkrampfung dienen kann, biologische Heilmittel sind möglichst zu bevorzugen.

Die Kur zu Hause. Auch zu Hause hat der Kranke viele Möglichkeiten, einzelne Kurmittel anzuwenden. Bei beginnender Behinderung des Harnabflusses wirkt die Hydrotherapie (Anwendung von Wasser) lindernd. Sie kann ausnahmsweise auch bei akuten Erschwernissen des Wasserlassens versucht werden und bis zum Eintreffen des Arztes zur Linderung einer Harnverhaltung beitragen. Wechselwarme Ganzwaschungen, Aeskusalbäder, Fuß- und Sitzbäder ansteigender Temperatur mit Zusätzen von Haferstroh, Heublumen, Aesculus- und Zinnkrautzusätzen sind zu empfehlen. Kaltes Wasser ist zu vermeiden, das Bad muß mindestens lauwarm sein. Besondere Erfahrungen mit der Hydrotherapie haben Kneipp-Institute, Kur- und Moorbäder. Bei allen Bädern darf die damit verbundene erhebliche Allgemeinbelastung nicht außer acht gelassen werden. Zu Leibauflagen können Moor-, Kamillen- oder Heublumenpackungen dienen, auch kleine Bleibeklistiere mit Echinacea, Moorschlamm oder Aesculus sind brauchbar. Besonders empfehlenswert sind Salhuminbäder (s. S. 30 u. 43).

Diese Behandlung kann durch Gymnastik, Bewegung im Freien und im Thermalwasser, Luft- und Sonnenbäder ergänzt werden. Auch Sauna – ohne kaltes Nachduschen – ist bei leistungsfähigem Kreislauf unter ärztlicher Kontrolle erlaubt.

Medikamentöse Behandlung

Die medikamentöse Behandlung ist namentlich im Reizstadium der Altersprostata erfolgversprechend. Sie dient erstens zur Bekämpfung des »Prostatismus«, also aller funktionellen Störungen, wie sie auch ohne wesentliche organische Veränderungen der Prostata vorkommen, zweitens der Bekämpfung entzündlicher Veränderungen der Altersprostata, die die Reizblasenbeschwerden auslösen oder verursachen.

An Medikamenten stehen pflanzliche, homöopathische und allopathische Mittel zur Verfügung. Hormone nehmen eine Sonderstellung ein. Die Heilmittel auf pflanzlicher Basis haben vor allem krampflösende und entzündungshemmende Eigenschaften; sie sollen auch umstimmend im Sinne einer Reizkörpertherapie wirken.

Pflanzenheilmittel. Um einen Einblick in die seit Jahrhunderten bekannten, empirisch erforschten und bewährten Pflanzenheilmittel von Blase und Prostata zu geben, werden einige Heilpflanzen mit ihren deutschen Namen genannt, wobei Kamille, Pfefferminze und Lindenblüten in der Hausapotheke unserer Mütter stets vorhanden waren. Die Aufbereitung erfolgt als Tee, Salbe, Tinktur (Tropfen, z. B. Prostagutt), Zäpfchen und Lösung (Umschläge).

Tee wird als Mischung von Blättern zum Kochen, Pulver oder Paste (in Tuben) zum Auflösen vertrieben. Folgende Substanzen werden verarbeitet: Materia medica homoeopathica und Phytotherapeutika (Homöopathische Mittel und Pflanzenheilmittel, ergänzt mit pikrinsaurem Eisen): Goldrute, Kürbis, Sonnenhut, Pichi-Pichi (Südamerika), Schierling, Wintergrün, Zitterpappel (sogenannter homöopathischer Katheter), Zwergpalme, und vor allem die Knolle der Hypoxis rooperi. Aus dieser südafrikanischen Lilie werden die Beta-Sitosterine wie z. B. Harzol, Azuprostat, gewonnen.

Fertigpräparate werden aus Pflanzenstoffkombinationen hergestellt, denen Teile aus der genannten Pflanze beigemischt sind. Nachstehend wird ein repräsentativer Querschnitt ohne Anspruch auf Vollständigkeit aufgelistet:

Ackerschachtelhalm: Rhoival, Solubitrat (Tee)
Arnica: Buccoteantee
Bärentraubenblätter: Tee von Heumann, Fink, Nattermann, Hoyer, Siegfried, Stada, TAD, Cystinol, Solubitrat und Uvalysat (flüssig), Arctuvan, Buscosperin (Dragee)
Birkenblätter und Fenchelöl: Nierentee 2000
Blütenpollen: Cernilton
Brennessel: Prostatin, Bazoton
Hopfen: Cystokapseln, Hypoxydacee: Harzol, Azuprostat
Kamille: Antiprostin und Kneipptee
Kürbis: Prostamed, Prostakapseln, Granufink, Nonageton
Pfefferminz: Stadatee, Sandelholzöl: Gelosantal
Sonnenhut: Prostaforton
Vitamine: Urokapseln
Ichthyol (Schiefer): Ichtho-spasmin, -bellol, -himbim

Teegemische wie z.B. Nierentee 2000 von Heumann, NB-Tee von Siegfried Nieron von Hoyer oder Uro-fink-tee sind infolge ihres das Trinken fördernden Wohlgeschmackes beliebt, wenn sie – entgegen der oft falsch formulierten Dosierung im Prospekt – ganz dünn angesetzt werden; in der Praxis heißt dies, einen Beutel mit ½ Liter Wasser (anstelle der vorgeschlagenen Tasse) ansetzen, einen Teelöffel Pulver mit ½–1 Liter etc. Es soll ja viel getrunken werden, wobei die Menge des angesetzten Wirkstoffes gleich bleibt.

Kürbiskerne: Das Granulat dieser Kerne enthält mehrere Wirkstoffgruppen, nämlich das erwähnte Beta-Sitosterin, Vitamine, Eiweißaufbaustoffe und Spurenelemente

Dieses Granulat (z. B. Granufink) wurde nun mit Extrakten aus anderen Heilpflanzen kombiniert: Zwergpalme, Echinacee, Rubia, Ononidis, Orthosiphonis, Soja. Die gesamte, ausgewogene Wirkstoffkombination zeigt den anderen Sitosterinpräparaten (z. B. Harzol) ähnliche, statistisch nachweisbare Behandlungseffekte (Prosta-Kapseln Fink). Wie bereits erwähnt, ist die Mitarbeit des Patienten unentbehrlich, um die individuell am besten wirkende Arznei aus dem großen Angebot herauszufinden.

Für Bäder gibt es Moorpräparate (Salhumin) und Ichthobad sowie gepreßtes Fango oder Heublumen für Wärmepackungen (z. B. Fangopress, Florapress in verschiedenen Größen).

Allopathische Medikamente sind vor allem bei akuten Symptomen wie Schmerz- und Erregungszuständen zu empfehlen. Ihr Hauptanwendungsgebiet ist die Bekämpfung stärkerer Entzündungen wie eitriger Prozesse in Prostata und Blase, aber auch von Eiterherden der Harnwege und inneren Organe. Sie sind der Hauptanwendungsbereich der oft lebensrettenden Antibiotika, z. B. Penicillin oder der Sulfonamide.

Zusammenfassend ist zu sagen, daß die medikamentöse Therapie des Prostataleidens als gutartiger Geschwulst vorwiegend im 1. Stadium wirkt; auch hier steht die symptomatische Wirkung (Beschwerden lindernd) im Vordergrund.

Hormone

Eine medikamentöse oder hormonelle Therapie erscheint nur im Anfangsstadium der Altersprostata sinnvoll, da eine entscheidende Rückbildung des schon entwickelten Adenoms auf diese Weise nicht mehr erzielt werden kann. Das Ziel einer konservativen (nichtoperativen) Behandlung der Altersprostata ist also, lediglich eine Wachstumshemmung des Adenoms mit Stillstand der subjektiven Beschwerden zu erreichen. Der Patient sollte daher nicht versuchen, ohne oder gegen den Rat des Arztes das fortgeschrittene Alters-Prostataleiden mit Medikamenten oder sonstigen Mitteln heilen zu wollen. Dieses Ziel ist in keinem Fall zu erreichen. Eine erzwungene konservative Behandlung wird hier die Krankheitszeichen verschleiern und ernste Störungen heraufbeschwören. Allen übertriebenen Behauptungen über alte und neue Heilmittel in Prospekten und in der Boulevardpresse muß man äußerst skeptisch gegenüberstehen!

Neue Wege. Leuprolide ist eine neue Substanz aus USA. Sie reduziert den Androgen- und Östrogen-Spiegel, indem es die Produktion des Follikel-stimulierenden und luteinisierenden Hormons in der Hypophyse abblockt. Nach täglichen Injektionen über 3 Wochen schrumpft die Prostatageschwulst auf die Hälfte, wobei die Beschwerden des Patienten entsprechend vermindert werden. Leider sind die Nebenwirkungen (Hitzewallungen, Impotenz) so groß, daß sich die Behandlung auf Patienten, die nicht mehr operiert werden können, beschränkt. Weitere Medikamente zur Blockierung der männlichen Hormonbildung sind in Erprobung.

— *Katheter und Blasenfistelbehandlung*

Der Katheter ist zweifellos sowohl bei der Behandlung akuter als auch bei der Pflege nicht operationsfähiger Prostatapatienten ein unersetzliches Instrument. Andererseits kann er in der Hand des Unerfahrenen oder bei Mißbrauch als Operationsersatz oft großen Schaden anrichten. Seine Anwendung erfolgt:

- Als Katheter mit kurzfristigem Einführen in Harnröhre und Harnblase zur Entleerung des Resturins oder zum Einfüllen von Arzneimitteln in die Blase. Zur Dauerbehandlung einer Harnverhaltung kann ein Katheter täglich ein- oder mehrmals über einen Zeitraum von Tagen benutzt werden (Ausnahme sind z.B. Querschnittsgelähmte).
- Als Dauerkatheter zur Therapie einer nicht mehr funktionsfähigen Blasenentleerung. Dieser Dauerkatheter bleibt über Tage oder Wochen liegen. Im allgemeinen wird er vom Patienten gut vertragen. Da der Katheter aber ein Fremdkörper ist und seine Anwendung über längere Zeit nicht ohne schädliche Folgen bleibt, sollte sie auf das notwendige Maß beschränkt und baldmöglichst durch eine entsprechende Operation beendet werden.
- Als Fistelkatheter zur Behandlung nicht operationsfähiger Kranker. Hier wird ein Katheter durch Punktion oder Operation im Unterbauch unter Umgehung der Harnröhre in die Harnblase eingesetzt, um Abszeßbildungen oder Nebenhodenentzündungen zu vermeiden.

Die Industrie stellt steril verpackte Kunststoffkatheter zum Einmalgebrauch an Stelle der früher verwendeten, schwer steril zu haltenden und daher unhygienischen Gummikatheter zur Verfügung. Als Dauerkatheter werden meist Ballonkatheter aus weichem Spezialgummi benutzt. Sie tragen an ihrer Spitze einen hauchdünnen Ballon, der nach Einführung des Katheters in die Harnblase mit Hilfe einer dünnen Zuleitung aufgeblasen wird und so ein Herausgleiten des Katheters verhindert. Der Urin wird über einen Kunststoffschlauch in einem Plastikbeutel aufgefangen, so daß

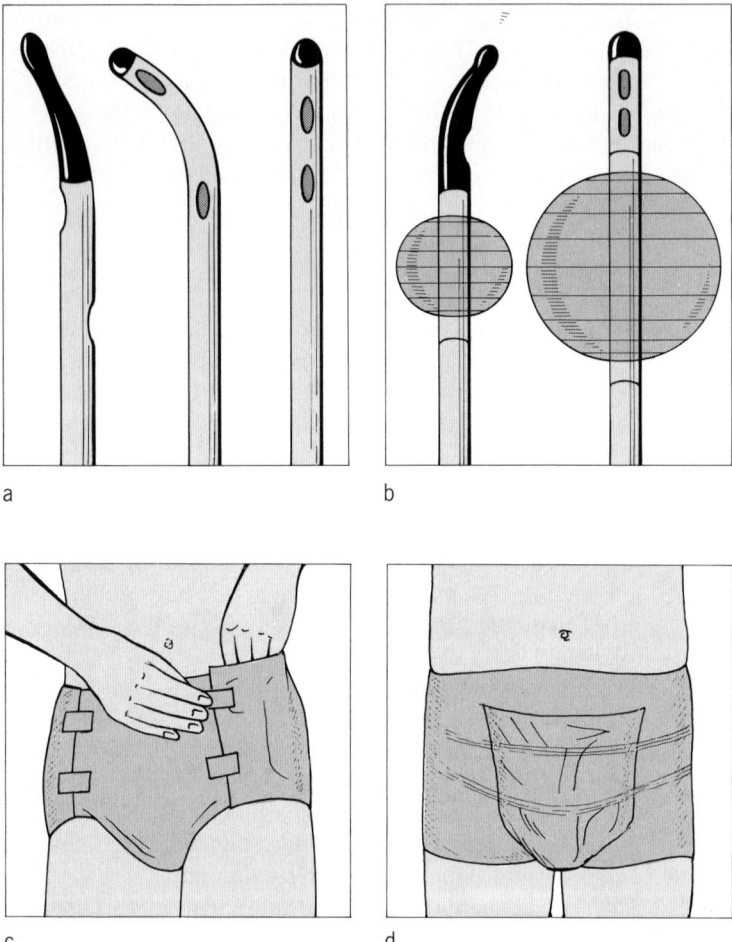

Abb. 18 a–d a) Gängige Katheterspitzen aus Weichgummi oder Plastik (Fa. W. Rüsch) – b) Ballonkatheter zur Dauerbehandlung der Harnverhaltung als »Dauerkatheter« sowohl für die Harnröhre als auch für die sogenannte Blasenfistel (Unterbauchkatheter) (Fa. W. Rüsch) – c) Vorlagen zum Aufsaugen des Urins bei Inkontinenz-System Molicare (Fa. Hartmann) – d) Molinea-Slips mit Saugeinlage. Die Firma Hartmann, Heidenheim, bietet »das Komplettsystem« bei Harninkontinenz an. Es besteht aus: 1. Inkontinenzslips in 3 Größen (entsprechend dem »Pamper« beim Kleinkind) (Molicare mit wasserdichter Außenfolie) (Saugfähigkeit 750, 11 000 und 135 ml Urin); 2. Netzhöschen (Molipants) mit Windeleinlage (Moliform) Saugfähigkeit 640, 950 und 1320 ml Urin); 3. Netzhöschen mit Einlage (Molinea) (Saugfähigkeit 210 und 310 ml Urin); 4. Maxivorlage mit Pamper Wickelfolie (Molinea pads und -fol) (Saugfähigkeit 510 ml) für bettlägerige Patienten

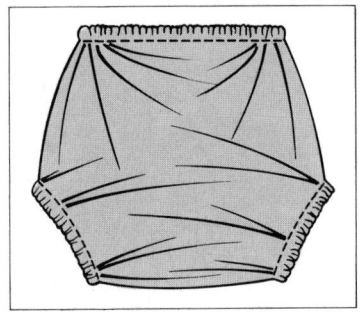

e

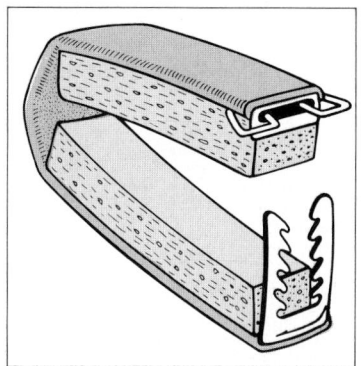

f

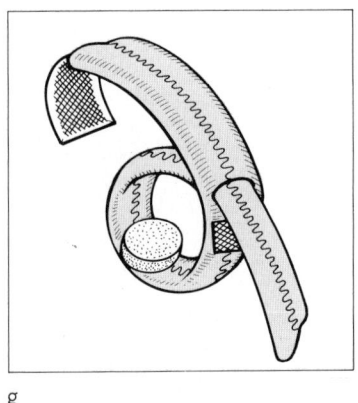

g

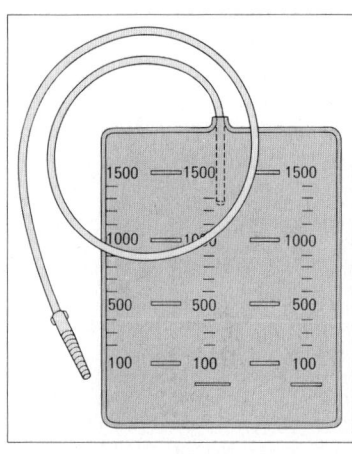

h

Abb. 18 e–h e) Suprima-Krankenhose mit Endloswindeln aus weichem Zellstoffvlies und Hygieneslips in verschiedenen Modellen (Fa. Herzlieb Art. Nr. 245 oder Fa. Mölnycke) – f) Inkontinenzklemme zum Abklemmen des Penis auch mit modernem Klettenverschluß (Fa. Russka Nr. 51 500 001–003) – g) Harnröhren-Verschlußband mit Druckpolster (Fa. Russka Nr. 51 500 100) – h) Plastikbeutel mit Schlauch zwecks Anschluß an den Dauerkatheter oder den Rolltrichter zum Auffangen des Urins

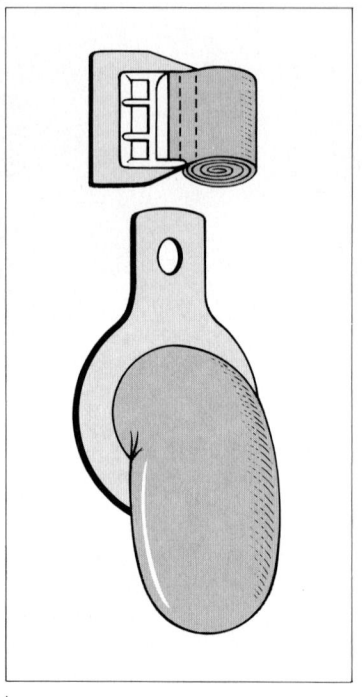
i

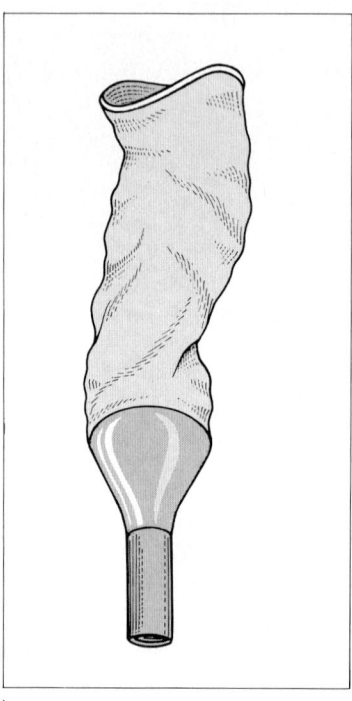
k

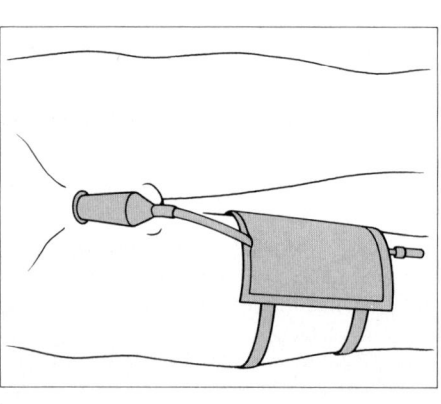
l

Abb. 18 i–l l) Urinar-Combi-Box mit Hose (Größe 4–8), Rolltrichter, Beinbeutel und Bettbeutel (Hosenurinal). Urinal-System mit Penis-Rolltrichter und Urinbeutel am Bein zur Ableitung des Urins. Es werden auch Urinbeutel für Bettlägerige und für die Versorgung beim Schlafen angeboten (Fa. Mapa oder Urimed)

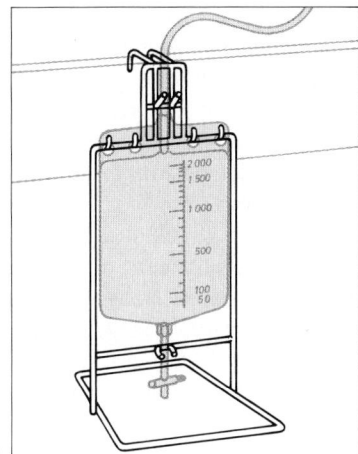
Abb. 18m

der Kranke vor allem nachts von der unbequemen Urinflasche unabhängig ist und auch in Seitenlage schlafen kann. In den seltenen Fällen dauernden Harnträufelns ohne Resturin wird ein Urinal am Bein getragen. Es ist ein Plastikgerät zum Einmalgebrauch, das am Bein angeschnallt wird (Abb. 18l). Die Tefloninjektion ist eine einfache Behandlung des Harnträufelns.

Die urologische Untersuchung des Prostatakranken

Die Prostata steht in direkter Beziehung zu den Harn- und Geschlechtsorganen, aber auch zum Enddarm. Letztlich erfüllt sie ihre Funktion im gesamten Organismus. Eine gezielte alleinige Untersuchung der Prostata ist daher unzureichend; deswegen sollte sie durch die Untersuchung der gesamten Harnwege, insbesondere der Niere und Blase sowie der Geschlechtswege und des Enddarms, ergänzt werden. Der Arzt wird dem Patienten, falls notwendig, eine weitere Ausdehnung der Diagnostik vorschlagen.

Bereits bei der *Anmeldung zur Untersuchung* sind gewisse Regeln zu beachten. Die telefonische Voranmeldung ist vorteilhaft, weil der Gesprächspartner – in der Regel die Sprechstundenschwester – wichtige Hinweise vermitteln kann. Diese betreffen sowohl Kassenformalitäten als auch die Krankheit selbst. In dringenden Fällen wird Zeit und Aufwand erspart, wenn der Patient bereits vorhandene Krankheitsberichte, Untersuchungsbefunde, auch Röntgenbilder gleich zur Untersuchung mitbringt. Auch muß die Frage geklärt werden, was der Patient vor der Untersuchung essen oder trinken darf und ob er abgeführt haben muß. In der Regel soll erst in der Arztpraxis frisch gelassener Urin abgegeben werden, da abgestandener Harn das Resultat verfälscht. Außerdem werden bei jüngeren Männern zwei frische Harnportionen für die Auswertung im Labor benötigt. Von größter Wichtigkeit ist es, bei der Anmeldung die Dringlichkeit der Untersuchung klar auszudrücken. So erfordert z. B. die frische Harnblutung, auch ohne Schmerzen, eine vordringliche urologische Untersuchung. Die akute Harnverhaltung ebenso wie jedes 24 Stunden überschreitende Ausbleiben der Urinausscheidung muß sofort ärztlich versorgt werden. Dagegen wird der seit längerer Zeit an erträglichen Krankheitssymptomen oder bereits diagnostisch geklärter Krankheit, wie z. B. beginnender Altersprostata, leidende Patient unter Umständen längere Wartezeiten in Kauf nehmen müssen.

Die telefonische Anmeldung erleichtert die Zeiteinteilung, da z. B. die urologische Röntgenuntersuchung etwa 30 Minuten beansprucht und gewisse Wartezeiten unvermeidlich sind.

Die urologischen Routineuntersuchungen werden folgendermaßen eingeteilt:

die allgemeine, die ohne größeren Aufwand von jedem Arzt durchgeführt werden kann, und die spezielle, die die Überweisung zum Urologen erfordert, sowie die Vorsorgeuntersuchung.

Allgemeinuntersuchung

Die Allgemeinuntersuchung mit Erheben der Krankenvorgeschichte geht der fachärztlichen Spezialuntersuchung voraus. Um dem Kranken genügend Zeit zu geben, füllt er in unserer Praxis einfache Fragebogen aus; sie vermitteln erfahrungsgemäß exaktere Antworten als eine persönliche Befragung unter Zeitdruck. Dem Arzt bringen sie den Vorteil, daß er sich rasch und eingehend vorinformieren kann und dann mehr Zeit für gezielte Fragen an den Kranken hat. Spezielle Fragebogen eignen sich auch zur Auswertung durch den Computer zwecks Unterstützung der Diagnostik, insbesondere bei der Vorsorgeuntersuchung. Nach der Befragung des Patienten über Vorgeschichte und Krankheitszeichen (Symptome) beginnt die Erhebung des Allgemeinzustandes. Der Gesamteindruck, einschließlich Ernährungs- und Kräftezustand des Kranken, das Aussehen von Haut- und Schleimhäuten, Erkrankungen einzelner Organe sowie Herz-

und Kreislaufsituation sind zu beurteilen. Auswirkungen einer fortgeschrittenen Altersprostata sind unter Umständen an Mundgeruch und trockener Zunge zu erkennen. Die Beobachtung des Harnstrahles kann bei unsicheren Angaben des Kranken weiterhelfen, ebenso Spuren von Urin, Ausfluß, Blut oder Stuhl in der Unterwäsche des Patienten. So kennzeichnet z.B. ein auf weniger als ein Meter Distanz abgeschwächter Harnstrahl bereits ein ausgeprägtes Prostataleiden, ist er bereits auf 50 cm oder weniger reduziert, so liegt eventuell schon eine ernste Störung vor.

Eigenartigerweise können viele Patienten die Qualität ihres Harnstrahls und die Harnmenge schlecht selbst beurteilen. Daher ist die Harnflußmessung (Uroflow) aufschlußreich (s. S. 118).

Die fachärztliche Untersuchung ist jetzt vordringlich angezeigt. Besteht gar anhaltendes Harnträufeln, eventuell in Verbindung mit viel Durst, so kann dies auch bei scheinbarem Fehlen sonstiger Krankheitszeichen akute Lebensgefahr infolge beginnender Harnvergiftung bedeuten (Überlaufblase). Dabei braucht eine solche stark überfüllte, daher »überlaufende« Blase nicht unbedingt zu schmerzen; sie ist an der ungewöhnlichen Vorwölbung des Unterbauches zu erkennen, dort tastet sie sich wie die Vorwölbung eines Tumors; Verwechslungen von Blasenüberfüllung mit einer Geschwulst im Unterleib sind so möglich.

Restharn- und Katheteruntersuchung. Zur diagnostischen Bestimmung des Resturins in der Blase wird heute die Katheterung nur noch im Ausnahmefall benötigt. Anzeichen einer Altersprostata erfordern die fachärztliche Untersuchung, dabei ersparen spezielle Methoden, wie Ultraschall, Röntgendarstellung der Blase oder Isotopenuntersuchung, dem Kranken die Restharnprüfung mit dem Katheter. Im Gegensatz dazu ist bei akuter und chronischer Harnverhaltung eine Entlastung der Blase durch Kathetern unvermeidlich; dies wird häufig noch zu Unrecht gefürchtet. Die heute verwendeten dünnen und gleitfähigen Plastikkatheter zum Einmalgebrauch belästigen den Patienten kaum; wenige Sekunden nach Einlegen des Katheters kommt es zu einer mit der Entleerung der Blase rasch zunehmenden Erleichterung des Kranken. Die Gefahr der Fremdinfektion, wie sie beim wiederholten Gebrauch von Gummikathetern früher bestand, wird dabei vermieden. Wir setzen dazuhin dem Gleitmittel antiseptische Substanzen zu (aber keine Antibiotika).

Die rektale Untersuchung der Prostata. Die Prostata läßt sich dank ihrer Lage nahe dem After leicht abtasten (Abb. 19). Dazu führt der Untersucher seinen Zeigefinger in den Mastdarm des Patienten ein. So kann ihre darmnahe untere Hälfte recht gut auf Größe, Verformung oder Verhärtung beurteilt werden. Auch Mastdarmveränderungen in den letzten, afternahen

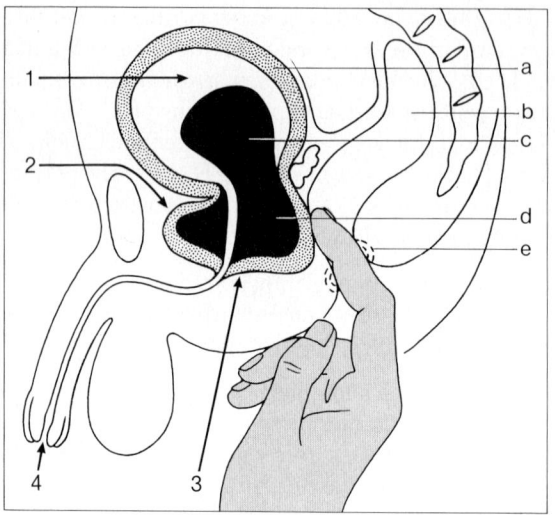

Abb. 19 Seitenansicht der Altersprostata von Abb. 15. Der kugelartige Mittellappen liegt auf seiner Basis am Blasenausgang aufsitzend. Die Prostatagröße kann mit dem Finger nach Einführen in den Enddarm abgetastet werden. Der Mittellappen in der Blase entgeht jedoch der Beurteilung durch den tastenden Finger, er kann nur auf dem Röntgenbild oder sonographisch dargestellt werden. Die verschiedenen Operationswege sind durch Pfeile angedeutet:
1. Chirurgische Prostatektomie nach Unterbauch- und Blasenschnitt (vgl. Abb. 34);
2. Derselbe Weg ohne Blasenschnitt, dagegen mit Prostataschnitt;
3. Prostatektomie nach chirurgischer Eröffnung des Damms und der Prostata;
4. Prostatektomie ohne blutigen Zugang mit dem Messer, nämlich auf dem natürlichen Weg durch die Harnröhre (Elektroresektion und Einfrierung); a) Blasenwand; b) Mastdarm; c) Prostatamittellappen; d) Prostataseitenlappen; e) After.

10 Zentimetern werden hierbei beachtet. Diese Rektaluntersuchung bringt dem versierten Untersucher bereits einen besseren Überblick eventueller Veränderungen, insbesondere von Krebs der Prostata, als der Laie vermutet (s. Vorsorgeuntersuchung).

Die angeführten Untersuchungen ermöglichen dem Arzt bei der Mehrzahl der Patienten bereits eine vorläufige Diagnose; diese läßt bestimmen, ob die fachärztliche Untersuchung beim Urologen angezeigt ist. Fingerspitzengefühl gehört zu der Entscheidung, ob ein Prozeß am Enddarm die Blasenbeschwerden auslöst und so die Endoskopie des Darms (Rektoskopie bis maximal 20 cm, Koloskopie für höhere Darmabschnitte) erforderlich macht. Wir schätzen, daß Darmkrebs bei etwa drei von tausend Prostatikern dieselben Blasensymptome wie die Altersprostata auslöst.

Die *Laboruntersuchung* ergänzt die allgemeine Untersuchung oder erhärtet eine bereits vermutete Diagnose.

Die speziellen Untersuchungen

Dem Urologen stehen neben den relativ einfachen, äußerlichen Untersuchungen der Prostata verfeinerte Methoden zur Verfügung, die hauptsächlich die im Körper verborgenen Anteile der erkrankten Organe z.B. von Harnblase, Prostata und Harnröhre darzustellen vermögen. Die Qualifizierung des Leidens in gutartige Geschwulst oder Krebs, aber auch die Erkennung seiner Folgeerkrankungen an Harn- und Geschlechtsorganen (speziell an Nieren und Blase) stehen dabei im Vordergrund.

Die Röntgenuntersuchung

Die Röntgenuntersuchung der Harnwege wird zu verschiedenen Aussagen herangezogen: *Die Übersichtsaufnahme* wird zur Beurteilung des Bauchraumes zwischen Schambein und Brustkorb angefertigt.

Die Sonographie

ist eine ungefährliche, beliebig oft zu wiederholende Untersuchung. Sie arbeitet nicht mit Röntgenstrahlen, sondern mit Ultraschall. Sie wird als Basisuntersuchung heute vor allem bei schwangeren Frauen zur Beurteilung der Bauchorgane verwandt. Ebenso können Geschwülste, Steine und Mißbildungen (z.B. bei Kindern, wenn sie bettnässen) an Niere, Blase, Prostata etc. mit einem Durchmesser von mehr als 2–3 cm mit dieser einfachen Methode diagnostiziert werden (Abb. 21).

Die Röntgenstrahlen stellen dabei vorwiegend kalkhaltige Körperteile (Skelett) dar, es können also Veränderungen am Knochensystem, insbesondere an der Lendenwirbelsäule und den Beckenschaufeln, beurteilt werden; ebenso bilden sich auf dem Röntgenphoto verkalkte Lymphknoten oder Kalkablagerungen in Blutgefäßen oder Geschwulsten und Harn- bzw. Gallensteine ab. Kalkhaltige Harnsteine zeichnen sich im Bereich der Nieren, Harnleiter oder Blase, aber auch der Prostata selbst auf der Röntgenplatte ab. Häufig ist der Nierenschatten andeutungsweise zu erkennen.

Das *Ausscheidungsurogramm*, der zweite Teil der Röntgenuntersuchung, dient der Darstellung von Nieren, Harnleiter, Blase und Prostata. Weichteile bilden sich normalerweise auf der Röntgenplatte (Übersichtsaufnahme) nicht ab. Es war eine geniale Erfindung notwendig, um diese Organe röntgenologisch erfaßbar machen. Dank der Nierenphysiologie gelang es, organische Substanzen zu erforschen, die ähnlich wie Harnstoff speziell von den Nieren konzentriert und im Harn angereichert ausgeschieden werden. Den Chemikern wurde nun die Aufgabe gestellt, ein Metallsalz als röntgenschattenwerfende Substanz an diese organischen Verbindungen anzukoppeln. Jod erwies sich als geeignet; es konnte so intensiv chemisch gebunden werden, daß es seine körperspezifischen Eigenschaften verlor und somit entgiftet war. Außerdem ist es nach wenigen Stunden zusammen mit der organischen Muttersubstanz wieder vollständig mit dem Harn aus dem Körper ausgeschieden. Selbst jodempfindlichen Patienten kann so bei dringender Indikation unter sorgfältiger Beobachtung gewisser Regeln eine Untersuchung mit diesen Substanzen zugemutet werden. Das sogenannte Kontrastmittel wird intravenös injiziert, selten treten danach oberflächliche Reizungen der Venenwand, noch seltener heftige Allgemeinreaktionen auf. Man rechnet auf eine Million Untersuchungen mit drei bis fünf ernsten Zwischenfällen. Nach eigenen Erfahrungen kann Kontrastmittelreaktionen auch vorgebeugt werden, wenn der Patient nicht abgehetzt zur Untersuchung kommt und zuvor eine Kleinigkeit gegessen hat. Alle Angaben des Patienten über Empfindlichkeit gegen Arznei- und Nahrungsmittel (Allergie) sowie Neigung zu Heuschnupfen, Ekzem und so weiter, sind von Bedeutung, um solchen Reaktionen medikamentös vorbeugen zu können. Der unschätzbare Wert des Ausscheidungsurogrammes wird verständlich, wenn man sich vorstellt, daß der nun kontrastgebende Urin das gesamte Hohlsystem der Harnwege, angefangen bei den Nieren bis hinunter zu Blase und Harnröhre auf der Röntgenplatte darstellt. Um verschiedene Phasen dieser Urinausscheidung zu erfassen, werden zwei bis drei Bilder in zeitlichen Abständen belichtet.

Die neuen *Röntgenfernsehgeräte* brachten einen weiteren Fortschritt. Alle Funktionen des Harnabflusses können auf dem Fernsehschirm im Sinne einer »Direktübertragung« kontrolliert werden. Die modernen Röntgenmethoden schränken so die Notwendigkeit zur Blasenspiegelung und Katheterung bis auf wenige Fälle ein; z. B. muß bei Harnblutung Blasenkrebs durch Zystoskopie oder bei dünnem Urinstrahl eine Harnröhrenverengung durch Kontrastdarstellung (Urethrogramm), Spiegelung oder Kathetern ausgeschlossen werden.

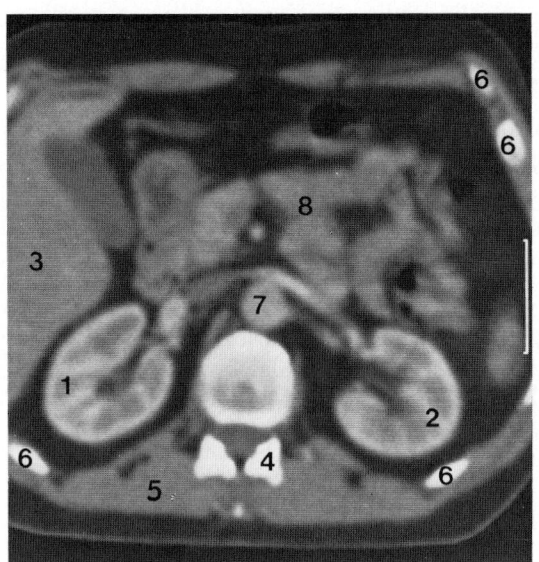

Abb. 20 Computertomographie der Nieren.
1 = rechte Niere
2 = linke Niere
3 = Leber
4 = Querschnitt durch die Wirbelsäule
5 = Rückenmuskulatur
6 = Rippen
7 = Hauptschlagader (Aorta)
8 = Darmschlingen
(aus G. Friedmann u. Mitarb.: Ganzkörper-Computertomographie. Thieme, Stuttgart 1981).

Die Computertomographie (CT) ist eine Röntgenuntersuchung, mit deren Hilfe der Körper sozusagen in anatomische Scheiben zerlegt werden kann; noch vor kurzer Zeit hätte man dies für eine Utopie gehalten. Die Aussagen dieser Computertechnik sind so mannigfaltig und genau, daß die Untersuchung schwieriger urologischer Krankheitsbilder und speziell Tumorerkrankungen, Mißbildungen, Abszesse etc. ohne sie nicht mehr denkbar sind. Vor allem die Diagnose von Nierentumoren bereitet dem Urologen große Schwierigkeiten, da sie einen großen Aufwand an eingreifenden Methoden erfordert. Der Computer vereinfacht diese Problematik erheblich; der Patient wird bei der Untersuchung kaum belästigt oder gefährdet.

Die *Kernspin-Tomographie* ist die modernste, der Computertomographie ähnliche Methode.

Die retrograde Röntgenkontrastdarstellung der Harnwege ist eine seltener benötigte Untersuchungsmethode, bei der die Hohlräume der Nieren (Nierenspiegelung), der Harnleiter, der Blase und der Harnröhre mit Kontrastflüssigkeit aufgefüllt und dann auf der Röntgenplatte oder dem Bildschirm dargestellt werden.

Die *Röntgendarstellung der Blut- und Lymphgefäße* des gesamten Bauchraumes, einschließlich von Nieren, Blase und Genitalorganen, hat große Fortschritte gemacht. Diese Methoden dienen vorwiegend der Krebssuche. – Ebenso können die Samenwege dargestellt werden; diese Untersuchung wird von uns z. B. bei Verdacht auf Prostata- oder Samenblasenkrebs vorgenommen.

Der *Kontrastmitteleinlauf* in den Dickdarm und die *Magen-Darm-Passage* mit Hilfe von Bariumbrei dient der Darstellung des Verdauungstraktes, der den Harnwegen benachbart ist. Dieser kann daher ähnliche Beschwerden wie die Altersprostata bei Erkrankungen wie Divertikulose oder Darmtumor auslösen.

─── *Die Belastung des Menschen durch Strahlen*

Strahlen sind allgegenwärtig, die Natur ist ihre weitaus stärkste bekannte Quelle überhaupt. Aus dem Weltraum und von der Sonne, aber auch aus Luft und Erde werden wir pausenlos radioaktiv beschossen. Der Mensch selbst erzeugt dagegen nur eine geringe Menge belastender Strahlen und zwar überraschenderweise mehr durch Fernsehgeräte, Baumaterial, Leuchtstoffe etc. (0,5%) als durch Kernkraftwerke (0,45% im Vergleich mit der natürlichen Radioaktivität).

Die medizinische Belastung wird – abgesehen von der Krebsbestrahlung – im Vergleich mit der naturgegebenen Krebsbestrahlung maßlos überschätzt. So bedeuten 2 Wochen Sonnen- oder Hochgebirgsurlaub mehr Strahlen als nach 200 Röntgenaufnahmen der Lungen! Die nuklearmedizinische Untersuchung mit Isotopen (Szintigraphie, Isotopennephrographie etc.) belastet die entsprechenden Organe (Nieren, Blase, Knochen, Lymphgefäße etc.) nur mit einem Bruchteil gegenüber der Röntgendiagnostik. Zweifellos ist aber der strenge Maßstab zu begrüßen, den der Arzt heute an den Umgang mit medizinischen Strahlenquellen anlegt.

Es muß zwischen zwei grundsätzlich verschiedenen Anwendungen der Röntgenstrahlen unterschieden werden.

Diagnostik: Bei der urologischen Röntgenuntersuchung ist die Strahlendosis so gering, daß selbst zahlreiche Aufnahmen ungefährlich sind. Vorsichtshalber werden die Keimdrüsen jüngerer Personen durch Ausblendung, Hodenkapsel oder Abdeckung geschützt.

Urologische Untersuchungsmethoden (Diagnostik) mit Hilfe von Radioisotopen haben eine noch geringere Strahlendosis als die Röntgenuntersuchung (Abb. 20).

Therapie: Die Strahlendosis bei der Röntgenbestrahlung z. B. von Tumoren ist im Gegensatz zur urologischen Röntgenuntersuchung so hoch, daß krankhaftes Gewebe geschädigt oder zerstört wird.

Die nuklearmedizinische Diagnostik mit Hilfe von Radioisotopen

In der Urologie ist diese Untersuchungstechnik für die Beurteilung des Harn- und Knochensystems von unersetzlichem Wert.

Für das gesunde Überleben nach einer Operation (nicht nur im Bereich der Harnwege) ist die Leistungsfähigkeit der Nieren von fundamentaler Bedeutung. Wir wissen aus statistischen Erhebungen, daß postoperative Zwischenfälle und damit auch Todesfälle bei schlechter Nierenfunktion um ein Vielfaches höher liegen. Die Belastungsfähigkeit des Organismus wird von den Nieren entscheidend mitbestimmt. Daher wählen wir ein Operationsverfahren nicht nur nach dem Zustand von Herz und Kreislauf, sondern auch nach der Qualität der Nieren aus (s. Risikograd). Dies ist auch der Grund, weshalb heute die am meisten belastende, chirurgische Prostata-Operation von uns (von Ausnahmen abgesehen) abgelehnt und die endoskopische Elektroresektion (TURP) bevorzugt wird. Bei schlechter Nierenleistung und hohem Risikograd kommt nur noch die Kältechirurgie zur Anwendung. Die postoperative Sterblichkeit an unserer Klinik ist infolge Beachtung dieser Regel bei Operationen des Prostata-Adenoms immerhin von 43 Patienten (nach chirurgischer Operation, lt. Sammelstatistik) auf 3 Patienten (nach Elektroresektion), bezogen auf 1000 Operationen, gefallen. Wir betrachten dies als einen enormen Erfolg moderner Diagnose- und Operationsverfahren!

Die Untersuchung von *Lymphbahnen (Lymphszintigraphie)* und *Skelett (Knochenszintigraphie)* mit Radioisotopen beschränkt sich vorwiegend auf die Suche von Metastasen beim Krebskranken.

Nierenuntersuchungen werden mit mehreren Methoden von verschiedener Leistungsfähigkeit ausgeführt:

Die Isotopennephrographie: Winzigste Mengen radioaktiven, an organische Verbindungen gekoppelten Jods werden injiziert. Diese Substanz konzentriert sich innerhalb weniger Minuten in beiden Nieren. Ihre Strahlung (z. B. 15 Millionstel Curie) wird nun von zwei hochempfindlichen Geigerzählern gemessen und automatisch von einem Computer in Form

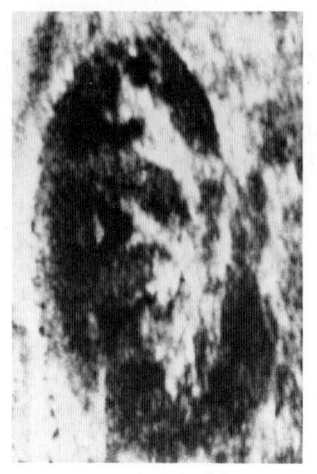
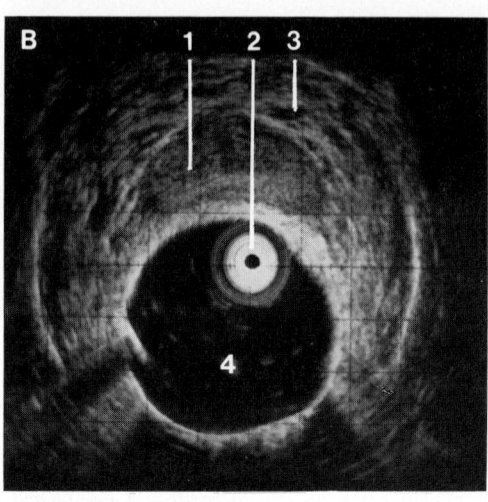

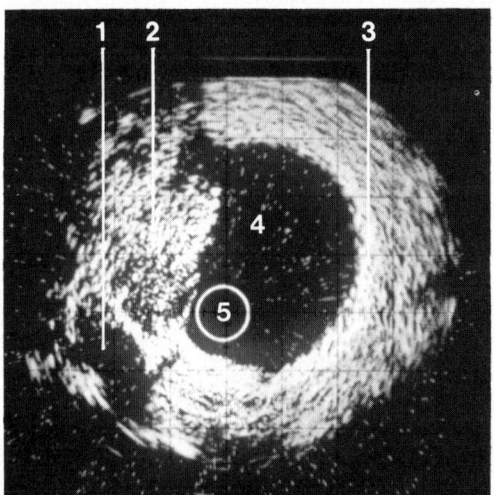

Abb. 21 a–c a) Sonographiebild der Niere; b) Sonographiebild der normalen Prostata. Hier wird eine Ultraschallsonde wie ein Fieberthermometer in den Darm eingeführt, so daß die Prostata direkt beschallt werden kann.
1 = Prostata, 2 = Schallsonde, 3 = Vene auf der Prostata, 4 = Dickdarm; c) Die gleiche Technik wie in Abb. 20 b wird mit einem Blasenspiegel innerhalb der Blase angewendet. Diese Bilder sind der Computer-Tomographie (s. Abb. 19) in Aussage und Genauigkeit überlegen. 1 = rechter Ureter; 2 = Tumor in der Blasenwand, 3 = normale Blasenwand, 4 = Querschnitt durch die wassergefüllte Harnblase, 5 = Ultraschallsonde
(Abb. 21 b u. c. aus H. H. Holm u. Mitarb.: Abdominal Ultrasound, 2. Aufl. Munksgaard, Kopenhagen 1980. Aufnahmen mit Geräten der Fa. Brüel & Kjır, Nırum/Dänemark).

einer Intensitätskurve ausgewertet. Bei guter Nierenfunktion entsteht nun eine steil ansteigende und rasch abfallende Kurve, bei geschädigter Niere treten typische Veränderungen, vor allem Verflachungen der Kurven auf. Die Untersuchung ist für den Patienten einfach und ohne große Belästigung zu ertragen.

Die Szintigraphie. Sie wird heute von uns mit der Gammakamera und dem nachgeschalteten Datensystem (Computer) vorgenommen. Als Resultat erhält man das Sequenz- und Funktionsszintigramm mit 7 verschiedenen Aussagen (Abb. 22):

Das *Sequenzszintigramm* ist in der Lage, den gesamten Ablauf der Anflutung des Isotops im Gefäßsystem der Niere, seine Aufnahme und Speicherung in der Nierenrinde und seinen Abfluß in das ableitende Hohlsystem einschließlich Blase aufzuzeichnen. Dieser Vorgang läuft wie ein Farbfilm auf drei Fernsehschirmen ab, auch eine dreidimensionale Darstellung wird geboten. Der Umfang und die Qualität dieser Aussagen kann von dem Isotopennephrogramm nicht erreicht werden.

Die Summation aller Phasen auf dem Fernsehschirm (alle 1–6 Sek. wird ein Bild der Strahlung aufgenommen), ergibt ein *statisches Szintigramm* als Abbild des Weges, welchen die Radioaktivität im Körper bzw. in den Harnwegen genommen hat. Neben der Nierenleistung können so die Folgen vieler Harnwegserkrankungen beurteilt werden (Harnstau und Nierenschaden bei Prostata- und Blasenleiden sowie hohem Blutdruck, Nierenentzündung, Tumoren, Mißbildungen wie Schrumpfnieren etc.).

Das *Funktionsszintigramm* hat große Ähnlichkeit mit dem Isotopennephrogramm, ist diesem jedoch durch seine Genauigkeit und Zuverlässigkeit weit überlegen und zudem eine automatische Zugabe bei der Sequenzszintigraphie, also sozusagen ein Geschenk.

Das *Oszillogramm* erbringt eine dreidimensionale Aussage (s. oben), welche als ergänzende Diagnostik Schäden im Nierengewebe aufzeigt (Schrumpfung, Entzündung, Stauung, Tumoren).

Die *Nierenclearance* mißt die Zeit, in welcher ein gewisses Quantum der Radiosubstanz ausgeschieden wird; sie erbringt so ein Maß für die Leistung, also den Wert jeder einzelnen Niere.

Der *Restharn* in der Blase kann ohne Katheter bestimmt werden.

Der *Reflux,* also der Rückstrom von Urin aus der Blase in die Nieren, wird am Verhalten der Strahlung beurteilt. Er ist vor allem bei Kindern, jungen Frauen und Prostatakranken ein wichtiges Krankheitssymptom.

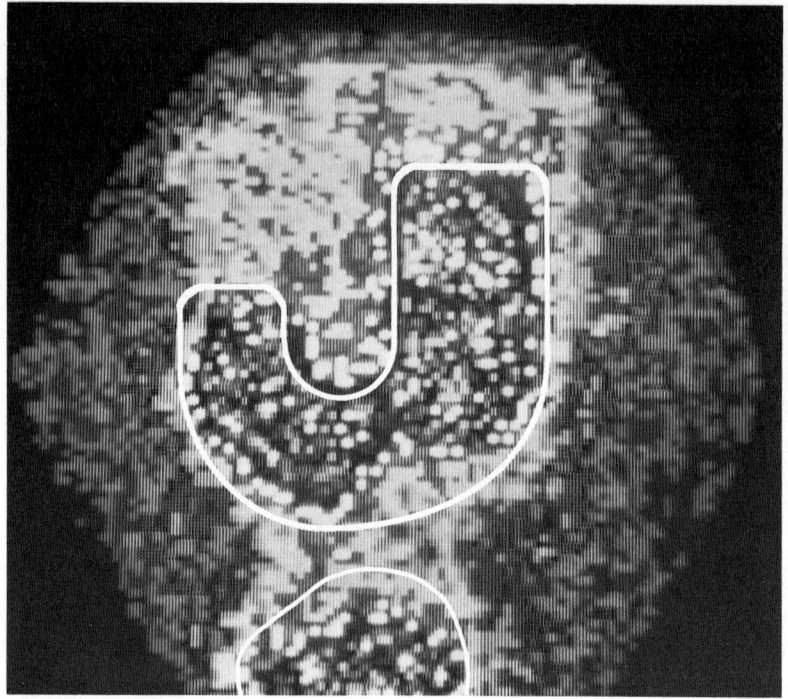

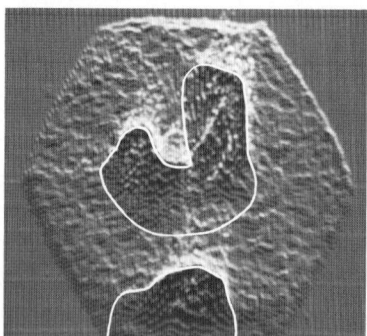

Abb. 22 Nuklearmedizinische Diagnostik der Harnwege: Die Aufnahme mit der Gammakamera wurde über den Computer auf einem Farbfernsehschirm übertragen und von dort abphotographiert.
a) Das Summationsbild der Sequenzszintigraphie zeigt eine Hufeisenniere (hufeisenförmiger Bezirk in Bildmitte) und am unteren Bildrand die Harnblase;
b) 3-D-Bild (dreidimensional) derselben Niere (das Hufeisen entsteht durch Zusammenwachsen der unteren Nierenpole!)

Weitere Untersuchungsmethoden

Endoskopie: Das Wort Endoskopie ist ein Sammelbegriff für die Beobachtung von Körperhöhlen (»Hineinsehen«). In der Urologie unterscheiden wir zwischen 1. Harnröhren-, 2. Blasen- und 3. Harnleiter-Nierenspiegelung.

1. *Die Urethroskopie* ist die seit über 100 Jahren geübte, älteste Form der Endoskopie der Harnröhre, daher stammt auch der Ausdruck Spiegelung. Spiegel reflektierten damals nämlich das Licht von primitiven Lampen oder Sonnenschein durch Röhrchen in den menschlichen Hohlraum.

2. *Die Zystoskopie* wurde vor ca. 100 Jahren von dem Arzt MAX NITZE entwickelt; sie wurde erst zur Routineuntersuchung der Harnblase, als Edison die Glühlampe erfunden hatte. Diese Entwicklung wird in dem von den Autoren gegründeten Max-Nitze-Museum in Stuttgart dokumentiert. Das Licht wird in der Blase durch kleinste, an der Spitze des Zystoskops aufgeschraubte Lämpchen erzeugt. Seit wenigen Jahren wird das von umgebauten Diaprojektoren erzeugte Licht über lichtleitende Fiberglasfasern in den Körper eingespiegelt. Der Vorteil liegt in der größeren Helligkeit gegenüber der kleinen Edison-Lampe. – Auf ähnliche Weise kann Blitzlicht im Körper ausgelöst oder aber in diesen eingespiegelt werden. Wir konnten so endoskopische Operationen und urologische Krankheitsbilder erstmals mit eigens entwickelten Instrumenten filmen und photographieren (s. Abb. 7). – Heute ist es z.B. möglich, einen pfenniggroßen Ausschnitt der Blasenwand aufzunehmen und auf ein 50 × 50 cm großes Colorpapier zu vergrößern; auch kann der Krankheitsverlauf oder der Operationserfolg objektiv dokumentiert werden.

Mit den modernen Operationszystoskopen können dem Patienten große risikoreiche chirurgische Operationen an Prostata, Blase und Harnleiter erspart werden. Wir unterscheiden daher zwischen diagnostischer und operativer Endoskopie. Den bedeutendsten Fortschritt brachte hier die Entwicklung des Elektroresektoskops, eines kombinierten Harnröhrenblasenspiegels mit elektrischem Messer (s. Kap. »Transurethrale Prostatektomie«). Mit diesem Instrument können wir die heute noch zu hohe Sterblichkeit nach chirurgischen Prostata- und Blasenoperationen auf Promillewerte drücken.

Weitere Fortschritte in dieser Richtung wurden an unserer Klinik durch die Entwicklung der endoskopischen Kältebehandlung von Prostata und Blase erzielt. – Die operative Endoskopie eröffnet neue Perspektiven in der elektrischen Blasen- und Harnleitersteinzertrümmerung, die auch mit der Ultraschallsonde möglich ist. Die dabei entstehenden Steintrümmer werden durch den in der Harnröhre liegenden Endoskopschaft aus der Blase abgesaugt.

Wir zerbrechen heute in überwiegender Mehrzahl auch große Blasensteine bis 6 cm Durchmesser elektrisch oder mit endoskopischen Zangen. Die chirurgische Operation zur Blasensteinentfernung wird daher nur noch ausnahmsweise von uns ausgeführt (der Steinschnitt war eine der ersten großen Operationen mit dem Messer).

Abschließend sei erwähnt, daß die ambulante diagnostische Blasenspiegelung beim Prostatakranken nur ausnahmsweise notwendig wird. Durch Kurznarkose können dem Patienten Schmerzen und die Angst vor dem Eingriff erspart werden. In seltenen Fällen treten nach rektalen oder instrumentellen urologischen Untersuchungen Fieberschübe oder Reizerscheinungen von seiten der Blase auf. Dies hängt im allgemeinen mit der bei fast allen Prostataerkrankungen bereits vorhandenen Bakterienbesiedlung von Harnröhre, Prostata und Blase zusammen. Gehäuft treten solche Erscheinungen auf, wenn der Patient nach der Untersuchung zu wenig Harn ausscheidet, also wenig trinkt oder körperliche Anstrengung auf sich nimmt. Gefährlich sind nach der ambulanten Spiegelung vor allem ein weiter Heimweg oder vermehrte körperliche Bewegung. Daher ist eine Ruhe von ein bis zwei Tagen mit reichlichem Trinken nach allen eingehenden Untersuchungen der Prostata zu empfehlen. Wir verabreichen dem Patienten in der Regel Sulfonamide zur Vorbeugung bakterieller Komplikationen.

3. *Die Nierenspiegelung* wird in schonender Schlafnarkose ausgeführt. Dabei wird ein 50 cm langes, 4 mm dickes Zystoskop über den Harnleiter bis in das Nierenhohlsystem geschoben. Dies und die anschließende Kontrastfüllung der Niere wird auf dem Röntgenfernsehschirm verfolgt und kontrolliert. Dabei können jetzt Geschwülste, Steine etc. in Harnleiter und Niere direkt mit dem Auge beobachtet werden. Vor allem Steine, die nicht selten nach der Zertrümmerung mit dem Nierenlithotripter (Nierensteinzertrümmerer) hängen bleiben, können mit neuen Instrumenten entfernt werden, so daß manchem Patienten eine Schnittoperation erspart wird.

Biopsie: Unter Biopsie versteht man die Entnahme von Gewebsteilen aus Körperorganen zur feingeweblichen (histologischen, mikroskopischen) Untersuchung. Damit diese Untersuchung routinemäßig bei möglichst vielen Patienten ausgeführt werden kann, müssen wichtige Bedingungen erfüllt sein:

Die Biopsie muß ambulant, technisch einfach und ohne wesentliches Risiko für den Patienten sowie möglichst schmerzlos und ohne Hinter-

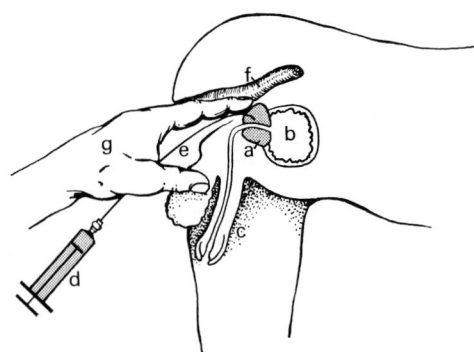

Abb. 23 Saugbiopsie der Prostata zur Krebsuntersuchung am gebückt stehenden Patienten (aus *H.J. Reuter*: Urologische Kältechirurgie. E. Voitjech, Wien 1970).
a) Prostata
b) Harnblase
c) Glied (Penis)
d) Absaugspritze
e) feine Hohlnadel
f) Mastdarm
g) Zeigefinger des Untersuchers als Leitschiene im After.

lassung größerer Gewebedefekte ausführbar sein. Die sogenannte Saugbiopsie der Prostata mit der feinen Nadel erfüllt diese Vorbedingungen.

Die Stanzbiopsie wird bevorzugt, wenn ein Teil der Prostata verhärtet ist oder tastbare Knoten vorliegen. Diese Untersuchung wird oft auch in der Klinik vorgenommen und evtl. mit einer Blasenspiegelung verbunden.

Laboruntersuchungen: Qualifizierte ärztliche Diagnostik, Vorsorgeuntersuchung oder klinische Tätigkeit ist ohne das Laboratorium unvorstellbar. Wir unterscheiden zwischen allgemeinen Suchtests, wie z. B. Blutsenkung oder Urinprobe, und gezielten Tests, die wie z. B. der Leberfunktionstest, auf spezielle Organe abgestimmt sind. Es gibt auch krankheitsspezifische Untersuchungen, wie z. B. die Urinkultur auf Tuberkulose oder der Rheumatest.

Urin-Status: Die Zusammensetzung des Urins und seine krankhaften Beimengungen ergeben bereits einen wichtigen Überblick über den Zustand der Harnorgane, speziell der Nierenfunktion, aber auch Hinweise auf andere Organe wie z. B. Leber oder Bauchspeicheldrüse (Ausscheidung von Gallenfarbstoffen oder Zucker). Im Mittelalter hatte die Urinschau (Abb. 25) große, oft mehr symbolische als praktische Bedeutung für die gesamte ärztliche Untersuchung. Damals waren die wichtigsten zu prüfenden Eigenschaften Farbe, Geruch und Geschmack – sie ergaben Hinweise

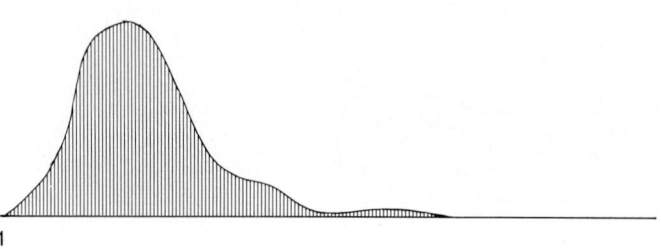

1

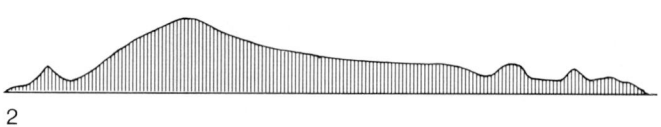

2

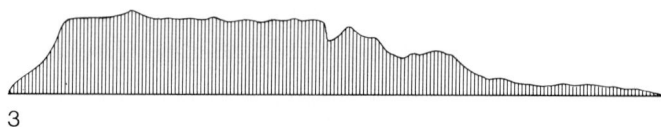

3

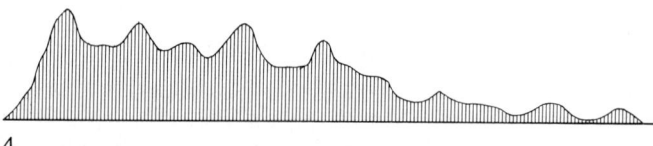

4

Abb. 24   Die Harnflußmessung (Uroflow) ist eine einfache, aufschlußreiche Untersuchung des Harnstrahls. Sie klärt die Art der Entleerungsstörung der Blase auf. Die Veränderung des Verlaufs der Kurve gibt auch einen Hinweis auf das Stadium des Prostataleidens und die Dringlichkeit einer Operation. – Zur Messung uriniert der Patient in ein Spezial-WC, welches die anfließende Harnmenge elektronisch in eine Kurve (in Relation zur Zeit) umsetzt und auf einem Papierbogen aufzeichnet.

1. Die Kurve zeigt eine normale Blasenentleerung an.
2. Die Kurve ist gedrückt und verlängert, wie dies für eine behinderte Entleerung (z. B. Altersprostata) typisch ist.
3. Die Plateaukurve entsteht, wenn die Harnröhre verengt ist (Stenose, Striktur).
4. Die Kurve zeigt einen wechselnd starken Harnstrahl bei verzögerter Entleerung. Dies kommt durch eine nervöse Störung des Zusammenspiels von Blasenmuskel und Schließmuskel zustande.

Ditz biechlin sagt von dem Regiment der ge=

suntheit durch alle monat des gantzen jars. Also das zetütsch gemacht ist vonn eynem büechlin dz die meister der hohē schulen vō Paryß gesandt habē dē künig vō Engelāt.

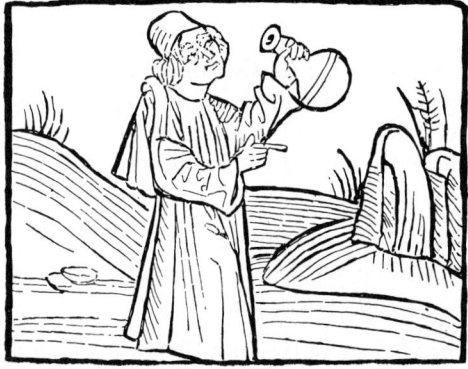

Abb. 25 Arzt mit erhobenem Harnglas in der linken Hand (Urinschau) (Titelblatt des lateinisch-deutschen Regimen Salernitanum. Ärztliches Volksbuch um 1500).

auf Blut, Eiter, Gärungen, Galle und Zucker. Ich erinnere mich, daß wir als Studenten in der Vorlesung gezwungen wurden, Urin zu schmecken, um diese alten Erfahrungen mit gebührender Achtung zu bedenken (vermutlich wurde uns eine künstliche Harnlösung vorgesetzt! – Bei Medizinern ist die folgende Anekdote bekannt: Nach dem Abschmecken des Urins tadelt der Professor seine Studenten »Meine Damen und Herren, Sie müssen Ihre Beobachtungsgabe besser schärfen. Keiner von Ihnen hat bemerkt, daß ich den Zeigefinger in den Urin und den Mittelfinger in den Mund gesteckt habe«). – Heute besteht die chemische und mikroskopische Untersuchung des Urins u. a. aus: Bestimmung des Säuregrads (pH-Wert) und spezifischen Gewichts, von Eiweiß, Zucker und Nitriten (Bakteriennachweis); Zentrifugieren zum Sedimentieren, d. h. Schleudern des Urins, um Beimengungen wie Epithelien, Salzkristalle, Blutkörperchen, Bakterien, Trichomonaden, Zylinder usw. zu konzentrieren und einen Tropfen davon auf dem Objektglas unter dem Mikroskop zu betrachten. – In zwei Portionen aufgefangen (1. Glas mit wenig Urin vom Beginn des Harnstrahls an, 2. Glas mit restlichem Urin) ergibt diese Untersuchung einen Fingerzeig auf die Herkunft der krankhaften Ausscheidungen. Befinden sie sich vorwiegend in der 1. *Portion*, stammen sie aus Prostata und Harnröhre, überwiegen sie in der *zweiten*, kommen sie eher aus Niere, Harnleiter oder Blase. Die sogenannte 3. *Portion* wird nach Ausdrücken der Prostata gewonnen, der Patient spült diesen »Saft« mit einem kurzen Urinstrahl aus der Harnröhre. Ein sicheres Ergebnis ist jedoch nur zu erwarten, wenn soviel »Exprimat« gewonnen wird, daß es an der Harnröhrenspitze als Tropfen unvermengt mit Urin zum Mikroskopieren gewonnen werden kann. Diese Untersuchung ist nicht ganz angenehm, zur Diagnose einer Prostatitis jedoch allein beweisend und daher unerläßlich.

Alle Urinproben, Abstrich von Ausfluß und Exprimat, können speziell gefärbt oder zur Herstellung von Bakterienkulturen verwandt werden (Nachweis von Tuberkulose, Gonokokken, vor allem aber bakterieller Infekte bei akuten oder chronischen Harnwegsentzündungen wie z. B. Pyelonephritis oder Prostatitis).

Gezüchtete Bakterien können dann auf ihre Empfindlichkeit gegen die modernen Antibiotika, z. B. Penizillin, oder Sulfonamide getestet werden – eine große Hilfe, die richtige Therapie zu finden.

Blutuntersuchungen bei Prostata- und Blasenkranken dienen vor allem dem Ausschluß von Folgeerkrankungen an den Nieren. Hier ist die Anreicherung von Harnstoff, Harnsäure und anderen stickstoffhaltigen Substanzen von Bedeutung. Diese »harnpflichtigen«, also speziell von der Niere zu verarbeitenden Stoffe zeigen Nierenfunktionsstörungen an. Ebenso wird die Zusammensetzung des Bluteiweißes und der Elektrolyte in typischer Weise verändert. Bei Prostatakrebs treten unter bestimmten Umständen erhöhte Fibrinolysat- und Phosphatasewerte im Blut auf. Blutbild, Blutsenkung und zahlreiche weitere Bluttests können vom Arzt im Einzelfall, speziell aber bei der Vorsorgeuntersuchung herangezogen werden. Mit der Bestimmung von Prostata-spezifischen Phosphatasewerten kann eine gewisse Genauigkeit bei der Krebserkennung erreicht werden.

Die Vorsorgeuntersuchung des Urogenitalsystems

Aufgrund der Erfahrungen mit der Vorsorgeuntersuchung wurde von uns ein eigenes System der umfassenden Vorsorgeuntersuchung des Harnweg-Genital-Systems angeregt. Wie im Kapitel »Laboruntersuchungen« zu ersehen ist, nehmen die Harn-, Elektrolyt- und Eiweißuntersuchungen eine zentrale Stellung unter den Basisuntersuchungen ein. Gerade beim alternden Organismus von Mann und Frau ist der Zustand der Harnwege und Geschlechtsorgane von besonderer Bedeutung; so wird z.B. die chronische Nierenentzündung bei 80% der Fälle während des Lebens nicht erkannt. Hoher Blutdruck kann z.B. eine der Folgeerkrankungen dieses Leidens sein. Nierensteinleiden sind oft Erkrankungen des Stoffwechsels, so werden z.B. Gicht, aber auch Überfunktion der Nebenschilddrüse häufig erst auf dem Umweg über die Untersuchung der Harnwege erkannt. Ein ähnlicher Zusammenhang besteht zwischen Harninfekt, Altersprostata und Zuckerkrankheit.

Die urologische Vorsorgeuntersuchung schließt insofern eine Lücke, als sie sich auf eine perfektionierte Organsystemuntersuchung (Urogenitaltrakt) spezialisiert und davon ausgehend die weiteren notwendigen Untersuchungen in anderen Fachrichtungen veranlassen läßt. Diese Basisuntersuchung erfordert alle modernen Röntgen-, Isotopen- sowie Laboruntersuchungen, sowie klinische Spezialeinrichtungen (s. Kap. »Untersuchung«). Nur wenige schwerwiegende Erkrankungen verursachen keine Veränderungen bei den hier ausgeführten Basisuntersuchungen.

Operation der Prostata

An den Anfang dieses Kapitels sei das Zitat aus der Habilitationsschrift eines Universitätsprofessors gestellt:

»Die endoskopische, transurethrale Elektrochirurgie hat sich als patientenschonendes Verfahren gegenüber offenen uro-chirurgischen Techniken zur Behandlung obstruktiver Prostatavergrößerungen und von Blasentumoren auf breiter Basis durchgesetzt. Wesentliche technische Entwicklungen, wie etwa leistungsfähigere Endoskopoptiken und Endolichtquellen seit Anfang der 60er Jahre, machten die transurethrale Resektion (TUR) zu einem sicheren Routineverfahren.«

Wie bereits erwähnt, wird einer von sieben Prostatakranken operiert. Die Entscheidung, ob eine vergrößerte Prostata operativ behandelt werden muß, trifft der Arzt aufgrund seines Untersuchungsergebnisses. – Beim größeren Teil der Patienten, die operiert werden müssen, ist das Prostataleiden so weit fortgeschritten, daß die Notwendigkeit der Operation allein schon vom urologischen Untersuchungsbefund her festgestellt werden kann, d. h. jede Verzögerung der Operation bedeutet eine Erhöhung des Risikos durch eine zunehmende Schädigung der Harnwege oder der anderen Organe. Bei einer kleineren Gruppe der Kranken kann die Operation wegen bereits eingetretener Organschäden nicht mehr ohne eine mehr oder weniger zeitraubende Vorbereitung vorgenommen werden. Hier liegt entweder schon eine lebensbedrohliche Störung der Nierenfunktion mit der Gefahr der Harnvergiftung oder eine ausgedehnte Entzündung der Harnwege, insbesondere der Nieren vor, die einer sofortigen Operation im Wege stehen. In anderen Fällen verbieten Erkrankungen von Organen außerhalb der Harnwege, wie z. B. Herzleiden, Zuckerkrankheit, hoher Blutdruck u. a. den Eingriff. Es gelingt jedoch mit wenigen Ausnahmen, durch urologische und internistische Maßnahmen diese Kranken der ihrem Zustand gemäßen Operationsmethode zuzuführen. Bei einer weiteren Gruppe von Kranken ist die Operation zwar notwendig, aber nicht dringlich. Der Kranke entscheidet selbst, ob und wann er operiert werden will. Dies wird einerseits von beruflichen oder privaten Faktoren abhängen, andererseits von dem Grad der Belästigung durch Krankheitssymptome, aber auch vom Gesamtzustand des Organismus und dessen Alter. So kommt es, daß Arzt und Patient in jedem Fall eigene, von vielen Faktoren abhängige Überlegungen anstellen müssen, bevor der Operationsentschluß feststeht. Am besten wird der Prostatakranke dort beraten sein, wo spezielle Erfahrungen mit Prostataoperationen bestehen, also an einer urologischen Abteilung oder Klinik.

Bei der transurethralen Elektroresektion (TURP) wird der natürliche Zugangsweg zum Operationsgebiet, die Harnröhre, gewählt. Der Nachteil jeder chirurgischen Operation, nämlich der Bauchschnitt mit Durchtrennung von Muskulatur, sowie Eröffnung der Blase mit nachfolgender belastender Wundhöhle wird dem Kranken dabei erspart. Das Ziel jeder Prostataoperation ist die Entfernung der krankhaften Geschwulst (Prostataadenom), nicht der Prostata selbst. Dies steht im Gegensatz zu dem Namen, den diese Operation trägt: »Prostat(a-)ektomie«, d. h. Herausschneiden der Prostata. Die altüberlieferte Fehlbezeichnung »Prostatahypertrophie« wirkt sich wieder fehlerhaft bei der Bezeichnung der Operationsmethode aus.

Wir fassen also zusammen: Die Prostatektomie – gleichgültig ob endoskopisch oder chirurgisch ausgeführt – entfernt die Wucherungen (Adenome, Altersprostata) der periurethralen Drüsen, weil diese das Wasserlassen behindern. Die eigentliche Prostata bleibt als sogenannte Kapsel dabei möglichst unangetastet, weil sie noch wichtige Aufgaben zu erfüllen hat. Prostata- und Blasenkrebs sind die einzigen Ausnahmen, bei denen u. U. eine vollständige Entfernung der Prostata(-kapsel) notwendig wird.

Die internistische und urologische Voruntersuchung zur Bestimmung der Operationsfähigkeit und des Operationsrisikos geben dem Arzt recht genaue Anhaltspunkte über Zustand und Belastungsfähigkeit des Prostatakranken. Die urologische Untersuchung bestimmt vor allem die Leistungsfähigkeit der Nieren und der ableitenden Harnwege, den Grad entzündlicher Vorgänge der Harnwege und das Ausmaß sowohl der Prostatageschwulst als der von ihr verursachten Schäden. Aufgrund eigener Untersuchungen fanden wir bei nahezu jedem fünften Patienten über 50 Jahre und fast jedem zweiten über 70 Jahre Prostatakrebs.

Krebsverdacht bestand außerdem noch bei einem weiteren Viertel der untersuchten Prostatiker (s. Kap. Prostatakrebs) (Tab. 3).

Der Risikopatient

Das Operationsrisiko wird in fünf Gruppen eingeteilt, wobei 0 kein erhöhtes, I bis IV graduell ansteigendes Risiko bedeutet. Der Sinn dieser Risikoeinteilung ist, dem Patienten durch die Auswahl der geeigneten Operationsmethode komplikationsreiche Eingriffe zu ersparen und damit sein Lebensrisiko so gering als möglich zu halten. Auch an der hiesigen Klinik werden zwei – von uns entwickelte – Operationsmethoden eingesetzt, die

Niederdruck-TUR und die endoskopische Kältechirurgie. Beide Methoden haben die Anwendung der komplikationsreichen chirurgischen Operation weiter vermindert und die postoperative Sterblichkeit entscheidend gesenkt. Weltweit wird heute von der chirurgischen Operation Abstand genommen, soweit die Voraussetzungen zur transurethralen Operation (TURP) bestehen (nach unseren Erfahrungen bei mehr als 99% der Patienten!).

≡ Transurethrale Prostatektomie (Elektroresektion, TURP)

Der Versuch, die Prostata auf dem natürlichen Zugangsweg über die Harnröhre zur Harnblase (transurethral) zu operieren, also ohne Bauch-

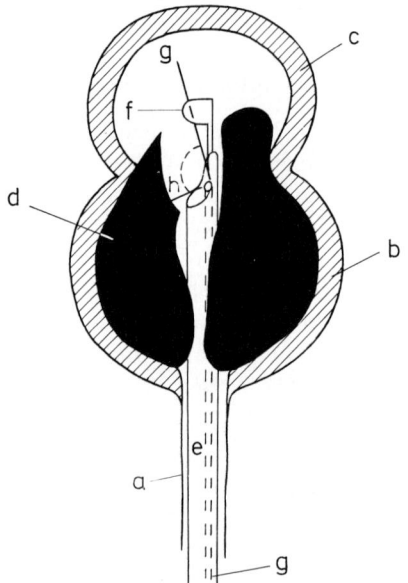

Abb. 26a Transurethrale Prostatektomie (Elektroresektion). Das Resektoskop ist in die Blase auf unblutigem Wege (über die Harnröhre) eingeführt worden. Die elektrische Schneideschlinge (halbkreisförmiger Platindraht) hat bereits von innen her den ersten Schnitt in die Prostatageschwulst gelegt.

a) Harnröhre, b) Prostatadrüse (Kapsel), c) Blasenwand, d) Prostatageschwulst (Adenom), links bereits angeschnitten, e) Elektroresektoskop (Schaft) in der Harnröhre, f) Elektrisches Messer (bewegliche, halbkreisförmige Drahtschlinge), g) Optik und Beleuchtung, g–h) Sichtfeldwinkel.

schnitt auszukommen, reicht in seinen Anfängen bereits in das 16. Jahrhundert zurück. Dies ist somit die älteste Operationsmethode der Prostata. Damals wollte man das Harnabflußhindernis, also die Adenomknoten zwischen Blase und Harnröhre, mit Hilfe eines katheterähnlichen Instrumentes durchstoßen und so kanalisieren. Dieses Verfahren ist wohl die erste Operation auf dem transurethralen Weg gewesen. In dieser Zeit hätte der Patient nach einer chirurgischen Operation mit Eröffnung des Leibes kaum eine Aussicht auf Überleben gehabt. Im Jahre 1874 wurde der elektrische Strom erstmals für dieses Verfahren nutzbar gemacht und 1926 das in seiner Grundkonstruktion auch heute noch gebräuchliche Instrument für die transurethrale Prostataentfernung, das Elektroresektoskop, von einem Amerikaner konstruiert. Inzwischen ist das Elektroresektoskop zu einem perfekten Gerät weiterentwickelt worden. Das endoskopische Operations-

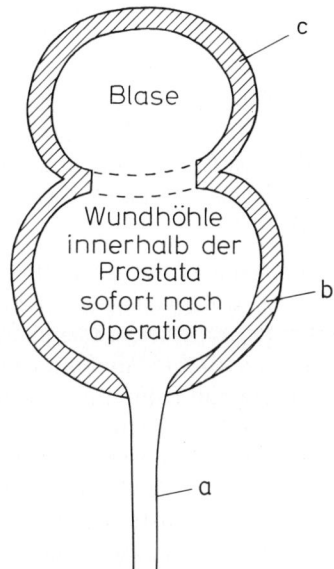

Abb. 26b Wundhöhle innerhalb der Prostata nach Operation (Abb. 25). Die Blase ist wieder vernäht. Bei der transurethralen Prostatektomie (Elektroresektion, Abb. 26a) entsteht dasselbe Bild, weil auch hier die ganze Geschwulst entfernt wird, jedoch wird der natürliche Zugangsweg zur Blase – die Harnröhre – zu ihrer Entfernung ausgenützt. Es entfällt also die gesamte Wundhöhle im Unterbauch, die Blase bleibt unverletzt. Die zahlreichen Komplikationen, die nach Unterbauchschnitt möglich sind, können hier nicht ausgelöst werden. Daher ist das Operationsrisiko nach der transurethralen Operation mit 0,3% wesentlich kleiner als nach der chirurgischen Operation (3–5%).

Tab. 2 Bluttransfusion bei verschiedenen Prostataoperationen

Methoden	%
Chirurgische Prostatektomie	74,6%
Elektroresektion:	
a) Hochdruck-TUR (alte Methode)	44,9%
b) Niederdruck-TUR (nach Reuter)	1,6%

verfahren, dem es dient, trägt den Namen Elektroresektion der Prostata (Abb. 26 a, b) oder transurethrale Prostatektomie (TURP). Diese Methode wurde an unserer Klinik durch ein neues Spülverfahren, die sogenannte Niederdruckirrigation, entscheidend verbessert. Sie bewirkt vor allem ein ungewöhnlich günstiges Befinden des Patienten nach der Operation, er darf am selben Tag aufstehen, wieder vorsichtig trinken und am nächsten Tag bereits eine spezielle Kost einnehmen. Weiter entfällt die sonst häufige Blutübertragung mit ihren Komplikationsmöglichkeiten (AIDS, Hepatitis), weil der Blutverlust von einem erfahrenen Operateur in der Regel in unbedeutenden Grenzen gehalten werden kann (Tab. 2). Die Sterblichkeit dieser Methode nähert sich daher der Nullgrenze (0,3%), während sie bei der chirurgischen Operation entscheidend höher ist (nach dem 70. Lebensjahr dürfte sie über 10%, nach dem 80. über 20% liegen, wenn man die Erfahrungen aus der Alterschirurgie zugrunde legt).

Das Resektoskop wird wie ein Katheter in die Harnröhre eingeführt und folgt so dem natürlichen, unblutigen Zugangsweg zur Prostata (Abb. 26 a, b). Dadurch wird dem Patienten der Bauchschnitt erspart. Nun wird die Prostatageschwulst mit Hilfe des elektrischen Messers von innen her zerlegt. Dies geschieht unter Sicht des Auges mit Hilfe einer vergrößernden Optik. Die entstehenden Gewebestückchen (Geschwulstspäne) werden schmerzlos durch das eingeführte Metallrohr, also durch den Schaft des Resektoskops ausgespült. Die Wahl der Narkose trägt ebenfalls entscheidend zur Senkung des Operationsrisikos bei. Zur Ausführung endoskopischer Operationen genügt eine schonende örtliche Betäubung (Leitungsanästhesie) oder eine oberflächliche Narkose. Die Prostatageschwulst selbst hat nämlich keine Schmerznerven. Die Belastung des Patienten durch Vollnarkose wird also vermieden und so das empfindliche Zentralnervensystem (Gehirnzellen) geschont. Während der Operation entspannt sich der Kranke durch Musik seiner Wahl, welche ihm mit Kopfhörern übertragen wird. Dieses System hat sich durch seinen Ablenkungseffekt bewährt.

Transurethrale Prostatektomie

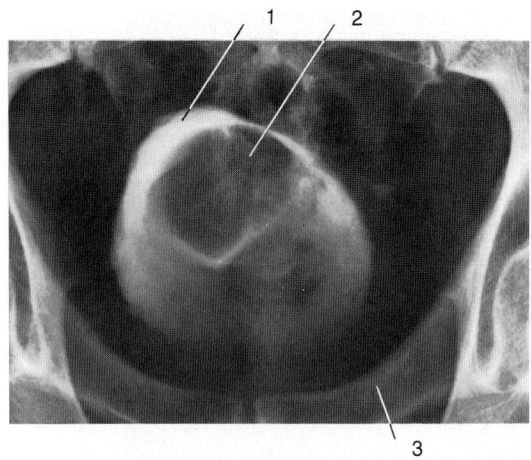

Abb. 27 Riesenadenom von ca. 250 g Gewicht vor der transurethralen Prostatektomie (TURP) mit Niederdruck bei einem 69jährigen Patienten mit erhöhtem Operationsrisiko. Das Blasenröntgenbild im Format 13 × 18 cm zeigt den riesigen endovesikalen Anteil einer 8 × 10 cm großen Prostatageschwulst.
1 = Blase
2 = Adenom
3 = Schambein.

Nach der Operation wird der Kranke nicht bettlägerig, er steht anderntags normal auf und hat keine Schmerzen zu erdulden, weil ja der Bauchschnitt und der Blasenschnitt fehlen. Die Wunde beschränkt sich auf das Prostatabett und ist etwa 3–5 cm im Durchmesser, ein winziger Bruchteil der Wundfläche im Vergleich zu einer chirurgischen Operation. So ist auch die gute Verträglichkeit und geringe Belastung der modernen Elektroresektion (TURP) leicht zu verstehen.

Technik der endoskopischen Operation

Es gibt mehrere Techniken der Elektroresektion von unterschiedlicher Qualität:

- Die transurethrale Prostatektomie (TURP, komplette Elektroresektion). Hierbei werden zwei verschiedene Spülsysteme der Blase verwendet. Probleme entstehen vor allem durch zu hohe Spüldrukke, welche mit der Niederdrucktechnik sicher vermieden werden.
- Die partielle Elektroresektion (TUR, teilweise Entfernung der Geschwulst).

128 Operation der Prostata

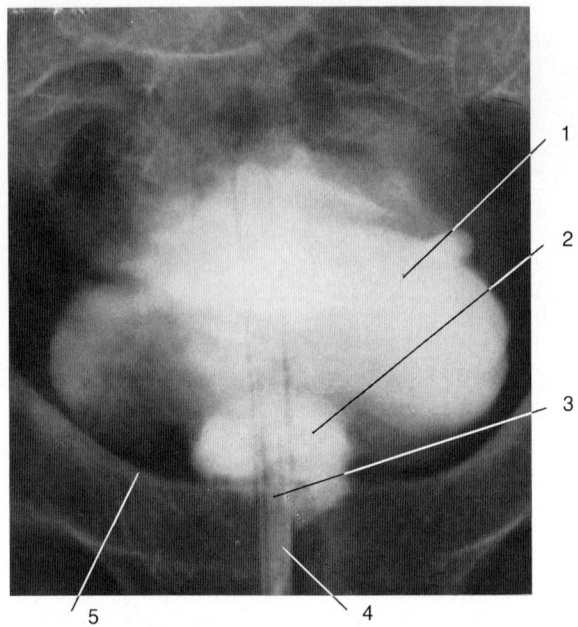

Abb. 28   Blasenröntgenbild einer mittelgroßen Prostatageschwulst von ca. 40 g Gewicht, 3 Tage nach der teilweisen Elektroresektion (partielle TUR).
Unterhalb der Blase (1) befindet sich eine kontrastmittelgefüllte runde Höhle (2). In diese Höhle ragt von unten ein Zapfen der Geschwulst (3), so daß die Geschwulst die Kreisform der Operationshöhle unterbricht. Der Katheter (4) ist notwendig, weil dieser Rest das Wasserlassen behindert. In einer 2. Operation wurden fast 20 g Geschwulstgewebe entfernt. Nach dieser Operation fand sich eine kugelförmige Operationshöhle ohne weitere Reste. Der Patient konnte normal Wasser lassen.
5 = Schambein (Abb. 28–31 aus Atlas der urologischen Endoskopie, H.-J. Reuter. G. Thieme Verlag 1980).

Bei der transurethralen Prostatektomie (TURP) wird die Prostatageschwulst ebenso vollständig wie bei der chirurgischen Prostatektomie – jedoch auf natürlichem Wege durch die Harnröhre – also total beseitigt. Danach ist der Patient von der Altersprostata geheilt. Mit der veralteten, jedoch noch weit verbreiteten Hochdruck-Methode können nur relativ kleine Geschwülste entfernt werden (30 bis max. 50 g Adenom). Mit unserer neuen Methode (Niederdruck-TURP) entfernen wir auch Geschwülste von 100 g und mehr ohne Schwierigkeiten (bis zu 300 g). Bei zwei Dritteln der Operierten liegen jedoch Adenome von weniger als 50 g vor, nur 4% der Adenome haben über 100 g. Daher werden heute fast alle Patienten transurethral prostatektomiert.

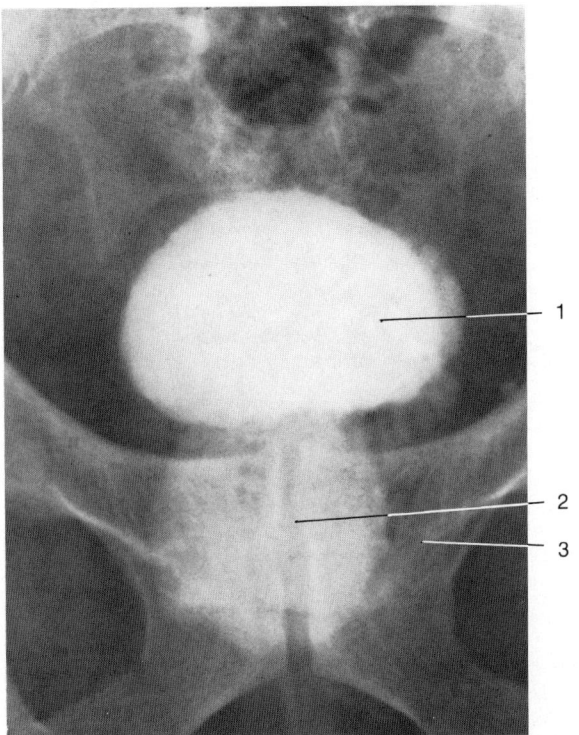

Abb. 29   Blasenröntgenbild nach der transurethralen Prostatektomie (TURP) einer Prostatageschwulst von ca. 70 g Gewicht in 35 Minuten bei einem 71jährigen Patienten mit erhöhtem Operationsrisiko.
Auf dem Bild (Format 13 × 18 cm) ist eine pilzförmige weiße Figur zu erkennen. Der Hut des Pilzes entspricht der querovalen Harnblase (1), der Fuß des Pilzes ist fast ebenso groß wie der Blasenschatten. Er kennzeichnet die große Operationshöhle innerhalb der Prostata, welche nach der totalen Entfernung der Geschwulst entstanden ist (2). 3 = Schambein

Im Gegensatz dazu wird bei der partiellen Elektroresektion nur ein kleiner Teil der Prostatageschwulst entfernt (5 bis 20 g). Die Hauptmasse der Wucherung, die den Harnabfluß stört, verbleibt. Die Erfahrung an Tausenden solcher Operationen hat gezeigt, daß sie fast immer ausreicht, um den Harnabfluß vorübergehend zu ermöglichen. Sie wird daher bei Kranken mit kurzer Lebenserwartung angewandt, weil die Operationsbelastung dieses kleineren Eingriffes gering ist. Sonst legen wir Wert darauf, die ganze Drüsengeschwulst elektrisch zu entfernen, um den Kranken endgültig von seiner Altersprostata zu heilen.

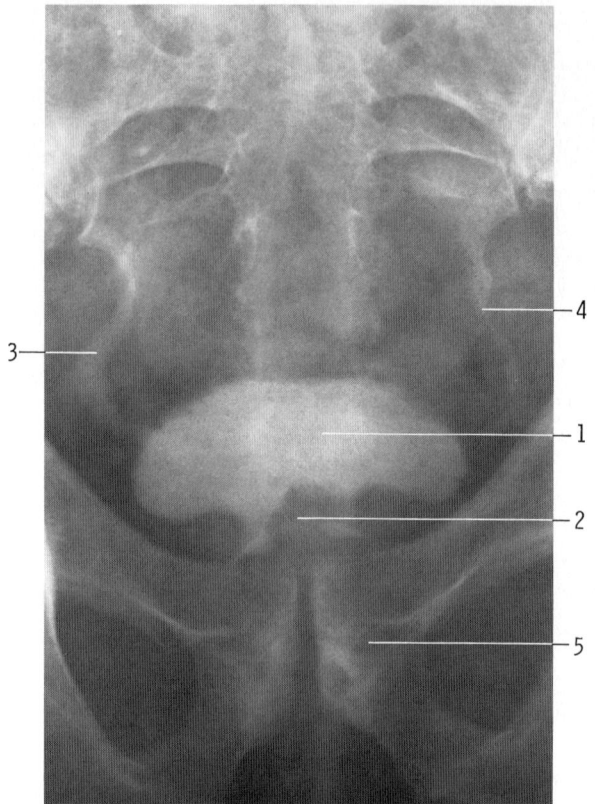

Abb. 30 Blasendarstellung (Röntgenkontrastaufnahme) nach partieller Elektroresektion (unvollständiger TUR) eines Prostataadenoms. 3 Monate später kam der Patient wegen Harnblutungen zum erstenmal in unsere Klinik. Das Röntgenbild zeigt große Reste der unvollständig operierten Geschwulst (2). Es wurden noch 30 g reseziert und damit das Adenom total entfernt. Völlige Ausheilung nach 2 Monaten. 3 u. 4 = Harnleiter, 5 = Schambein

Hier liegt unter anderem die größere Erfolgschance auch größerer transurethraler Prostataoperationen. Sie erfordern eine spezielle Ausbildung und Erfahrung und ein qualitativ hochwertiges technisches Instrumentarium und setzen damit einen versierten Operateur voraus.

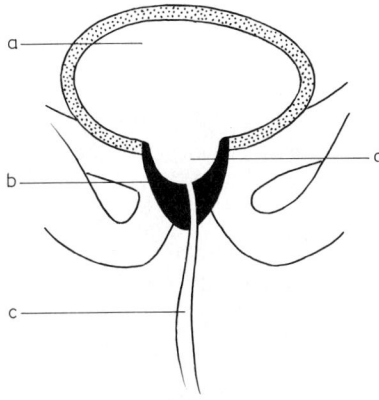

Abb. 31 Abgeheilte Wundhöhle innerhalb der Prostata nach Prostatektomie (chirurgisch oder transurethral). Die Geschwulst der Altersprostata ist aus Blase und hinterer Harnröhre entfernt. In einzelnen Fällen bildet sich eine schüsselförmige Höhle am Blasenausgang, die durch die restliche Prostata (schwarz) begrenzt wird.
a) Blase;
b) Prostata nach Entfernung der Prostatageschwulst;
c) Harnröhre;
d) Schüsselförmige Ausbuchtung der hinteren Harnröhre (altes Bett der Prostatageschwulst).

Chirurgische Prostatektomie (Schnittoperation, offene Methode)

Wie erwähnt, wird diese Operation heute nur noch ausnahmsweise (bei ca. 1–3% der Patienten) empfohlen. Wer sie vermeiden kann, sollte dies unbedingt tun.

Die chirurgische Prostataoperation geht vom mittelalterlichen Blasensteinschnitt aus, bei dem der Leib mit dem Messer eröffnet wird. – Wird die chirurgische Operation aufgrund einer irrigen Beurteilung des Kräftezustandes beim Risikopatienten ausgeführt, so kommt es – vor allem, wenn nicht alles glatt geht und belastende Komplikationen sich einstellen – zu dem sogenannten Leistungsknick, d.h. der Kranke kann sich nicht mehr vollwertig erholen. Im Extrem tritt eine rasche Alterung des Kranken ein, die unter dem Schlagwort »Vergreisung« bekannt ist. Gerade das Eintreten dieses Zustandes wird von der transurethralen Operation mit ihrer geringen Organbelastung (Gehirn) verhindert. Als Ausdruck einer gelungenen Prostataoperation tritt eine deutliche Verbesserung des Allgemeinzustandes, oft verbunden mit Gewichtszunahme ein. Der Geheilte wirkt vitaler, daher

132 Operation der Prostata

Abb. 32 Transurethrale Prostatektomie (Elektroresektion) einer 200 g schweren Altersprostata (Adenom) (aus Zeitschrift f. Urologie 57, 1964; 363: *H.J. Reuter*: Transurethrale Prostatektomie von Riesenadenomen).

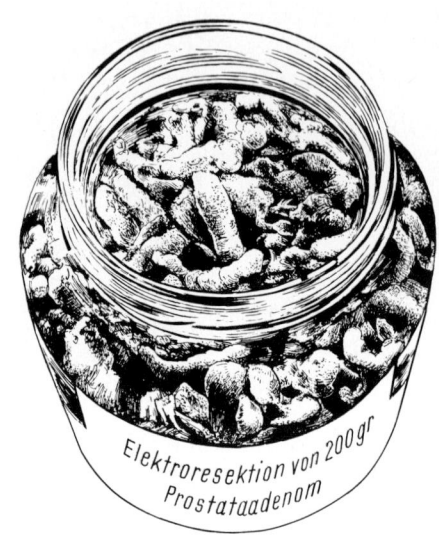

Abb. 33 Chirurgische Prostatektomie einer 200 g schweren Altersprostata (Adenom) an der Urologischen Klinik *Prof. Dr. Reuter*, Stuttgart (gezeichnet nach einem Präparatephoto).

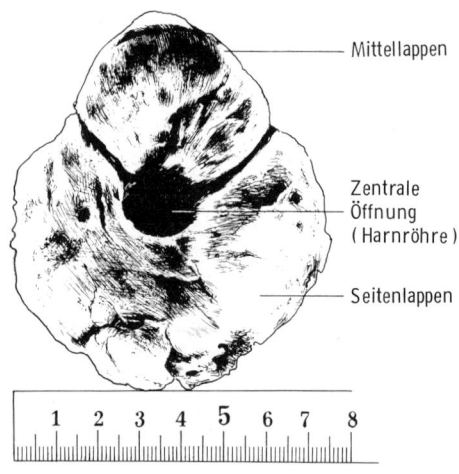

wie »verjüngt«. Zweifellos treffen jedoch unsachliche Schlagwörter wie »Vergreisung« oder »Verjüngung« selten den Kern des Problems, man sollte sie daher vermeiden. Jedenfalls raten wir heute dem älteren Patienten von jeder chirurgischen Prostataoperation ab und empfehlen die modernen transurethralen Operationen, auch beim großen Adenom (bis 200 g).

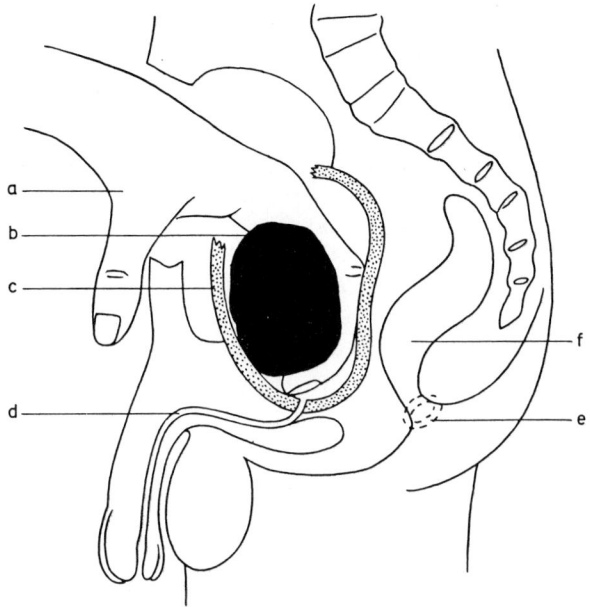

Abb. 34 Chirurgische Operation derselben Altersprostata wie Abb. 16 durch Unterbauchschnitt (suprapubische Prostatektomie). Leib und Blase werden mit dem Messer eröffnet. Danach wird die Prostatageschwulst mit dem Zeigefinger in der Tiefe der Leibeshöhle bzw. Blase nach dem Gefühl ausgeschält und ohne Sicht oder Kontrolle durch das Auge aus der Wundhöhle entfernt.
a) Blase und Unterleib sind chirurgisch eröffnet. Die Hand ist in die Wunde eingeführt. Der Zeigefinger schält die Prostatageschwulst b) aus;
c) Blasenwand;
d) Harnröhre;
e) After;
f) Mastdarm.

Die Bluttransfusion

Die Gefahr, durch Fremdblut geschädigt zu werden, ist nicht gering. Zum einen handelt es sich um Fremdeiweiß mit nicht vorhersehbaren Reaktionen des Empfängers. Schwerwiegend ist die nach Darmkrebsoperationen gewonnene Erkenntnis, daß Blutübertragungen zu Abwehrschwäche gegen neues Tumorwachstum führen können und sich so äußerst negativ auswirken. Zum anderen können Virus-Krankheiten übertragen werden – in erster Linie oft unheilbare Leberentzündungen (die nachfolgende Gelbsucht bricht erst Monate nach der Blutübertragung aus) und die sicher zum Tod führende Infektion AIDS. So werden in Deutschland anläßlich der über 1 Million zählenden Bluttransfusionen jährlich bis zu 40 tödliche AIDS-

Infektionen unbeabsichtigt trotz aller modernen sorgfältigen Kontrollen des Spenderblutes an Patienten übertragen. Dies zeigt deutlich eine Nachricht, die am 30. Januar 1988 durch alle Zeitungen ging: Eine 52jährige Frau war durch eine testnegative Blutkonserve AIDS-infiziert worden, weil der Spender sich noch in der Inkubationszeit befand; in dieser Anfangsphase der Infektion sprechen die Tests noch nicht an. Diese Phase dauert immerhin 1–12 Monate!

Als Ausweg aus diesem Dilemma wurde die Eigenbluttransfusion gefunden. Auch bei uns wird dem Patienten das eigene Blut vor der Operation entnommen, und nur ausnahmsweise wird eine Prostatageschwulst so groß, daß sie mehr als 100 g wiegt. Geschwülste unter 100 g werden ohne Blutübertragung operiert; ausnahmsweise kann vorsorglich Eigenblut bereitgestellt werden.

Der Blutverlust endoskopischer Operationen ist – im Gegensatz zu den chirurgischen – gering. So ist es uns mit Hilfe der Niederdruck-TURP gelungen, die Bluttransfusionsrate bei Prostataoperationen unter 2% zu drücken. Bei der Mehrzahl (ca. 75%) der chirurgischen Prostataoperationen sind eine oder mehrere Blutkonserven notwendig. Dies ist ebenfalls ein Grund, chirurgische Operationen, wenn irgend möglich, durch schonende und oft erfolgreichere endoskopische Operationen zu ersetzen.

Weitere Behandlungsverfahren der Altersprostata

Weitere Behandlungsverfahren der Prostata sind die Kältechirurgie (Einfrierung) und die Ballondilatation (Aufdehnung der Prostata) sowie die Harnröhrenprothese und die sogenannte Hyperthermie (Überwärmung der Prostata), die in jüngster Zeit entwickelt wurden.

Die Kältechirurgie ist ein schonendes Verfahren, das durch Kälteeinwirkung zu einer Teilentfernung der Prostatageschwulst führt. Die transurethrale Niederdruckprostatektomie (s. Seite 128) ist mit Hilfe der modernsten elektrochirurgischen Geräte (Stromerzeugung für den Schnitt) ebenso schonend geworden, so daß die Kältechirurgie mit ihrer langen Behandlungszeit nach der Operation überflüssig wurde.

Die Ballondilatation ist ein seit Jahrzehnten bekanntes Verfahren, bei dem die Prostata durch Auffüllen des Ballons eines in die Harnröhre eingelegten Katheters gesprengt wird. Die Entwicklung neuer Kunststoffe hat jetzt die Wirksamkeit der Methode erhöht. Der Erfolg dieses Eingriffs mit Linderung der Beschwerden und Besserung des Harnflusses ist jedoch nur vorübergehend; nicht zuletzt weil die Ursache der Beschwerden, nämlich die Altersprostata, nicht beseitigt wird. Allerdings fehlen längerfristige Erfahrungen, um eine eindeutige Aussage machen zu können.

Die Prostataprothese und die urologische Spirale wirken wie ein Harnröhrenkatheter, der sich auf die Strecke der Harnröhre beschränkt, die durch die Prostatageschwulst eingeengt wird. Die Prostataprothese ist ein Edelstahlgitternetz, das in Gallenwegen, Blutgefäßen und der Harnröhre erfolgreich zur Weitung von Verengungen eingesetzt wird. Im Bereich der Prostata besteht jedoch eine erhöhte Störanfälligkeit.

Die urologische Spirale aus Edelstahldraht arbeitet nach demselben Prinzip wie die Harnröhrenprothese. Auch sie stellt kein ideales Mittel zur Behebung der Beschwerden dar. In Ausnahmefällen, die vom behandelnden Urologen von Fall zu Fall zu entscheiden sind, kann sie allerdings dem Patienten, der anderweitig nicht operiert werden kann, einen Blasenkatheter ersparen.

Ein in der letzten Zeit in den Medien sehr stark diskutiertes weiteres neues Verfahren stellt die Hyperthermie der Prostata dar. Hier gibt es unterschiedliche Methoden, wobei die reine Erwärmung durch Zuführung von Wärmeenergie wenig wirksam ist. Der Effekt dieser Geräte entspricht in etwa dem eines Moorbades. Anders ist es bei der Hyperthermie, die durch Mikrowellen erzeugt wird. Hier wird über eine Sonde durch die Harnröhre oder durch den After gezielt Wärme innerhalb der Prostatageschwulst mit Hife von Mikrowellen (Prinzip wie beim Mikrowellenherd) erzeugt. Kühlungsmechanismen und Temperatursonden beugen einer Schädigung der Umgebung vor. Eine Linderung der Beschwerden wird erreicht, ein dauerhafter Erfolg ließ sich bisher jedoch nicht beweisen – nicht zuletzt weil durch dieses Behandlungsverfahren das krankhafte Gewebe der Prostatageschwulst nicht sicher entfernt wird.

Wie sich diese Behandlungsverfahren in der Zukunft entwickeln werden bleibt abzuwarten, auch im Experiment befindliche Verfahren, die Laser und Ultraschall zur Entfernung der Prostatageschwulst benutzen, müssen erst noch entwickelt und erprobt werden.

Unterbindung der Samenleiter und Nebenhodenentzündung

Vor der Prostataoperation ist es üblich, die Samenleiter zu unterbinden. Durch diese röhrenförmige Verbindung von Prostata und Nebenhoden gelangen nämlich oft Wundsekrete in die Nebenhoden, dort entsteht akut eine Entzündung mit heftigen Schmerzen, hohem Fieber und Allgemeinstörungen (Epididymitis), die sich nach einer Operation nachteilig auswirken. Die Erfahrungen von zahlreichen Prostataoperierten zeigen, daß die Unterbindung der Samenleiter (Vasotomie) die beschriebene Komplikation weitgehend verhütet und keine körperlichen oder geistigen Schädigungen hervorruft. Der Kranke sollte sich daher auch zu dieser Frage von seinem Arzt beraten lassen, in bestimmten Fällen wird die Unterbindung nicht unbedingt notwendig sein. Auf keinen Fall wird der Arzt diese Operation ohne Zustimmung des Patienten ausführen. Um jedem Mißverständnis vorzubeugen, sei betont, daß bei der Samenleiterunterbindung im Gegensatz zur Kastration, bei der beide Hoden entfernt werden, die Hoden und ihre hormonellen Funktionen erhalten bleiben. Die Unterbindung der Samenleiter wurde gelegentlich schon als sogenannte Verjüngungsoperation empfohlen. Die Sexualtätigkeit bleibt ungestört, jedoch können keine Kinder mehr gezeugt werden (Sterilisation). Mit dem Operationsmikroskop kann dieser Eingriff versuchsweise wieder aufgehoben werden.

Nachbehandlung der Prostataoperierten

Der Dauerkatheter bleibt 1–4 Tage liegen und macht in der Regel keine Beschwerden. Der Patient kann aufstehen und gehen. Die Operationswunde am Blasenausgang wird andauernd gespült (Dauertropf an der Blasenfistel!), um dem Patienten Antibiotika mit ihren Nebenwirkungen ersparen zu können. Bei den endoskopischen Operationen (TURP) wird häufig anstelle des Harnröhrenkatheters ein Katheter am Unterbauch eingesetzt (Blasenfistel), der viele Komplikationen vermeidet und dem Patienten die ersten Schwierigkeiten beim Wasserlassen nach der Operation überwinden hilft. Die innerhalb der Prostata liegende schmerzfreie Operationswunde bleibt nämlich bei allen Prostataoperationen offen. Bis zum sicheren Verschluß aller Blutgefäße in der Wunde vergehen etwa drei Wochen. Vollständig abgeheilt ist das Prostatawundbett nach sechs bis zwölf Wochen.

Folgen für Harn- und Geschlechtsorgane
(Entzündung, Stenose, Harnträufeln, Potenz)

Entzündung: Solange die innere Operationswunde an der Prostata nicht ganz geschlossen ist, enthält der Harn Bakterien und weiße Blutkörperchen (Leukozyten). Jede Operationswunde in der Harnblase ist zwangsläufig infiziert, auch wenn vor der Operation im Urin keine Anzeichen einer Entzündung festgestellt wurden, da 80% der an Prostatahypertrophie Erkrankten bereits Krankheitskeime und chronische Entzündungen in Prostata, Harnblase oder Nieren aufweisen. In vielen Fällen sind diese Entzündungen so stark, daß der Harn nach der Operation mit und ohne Behandlung nicht keimfrei wird. Fieber, Schüttelfrost und Nierenkomplikationen können die Folge sein. – Solange sich die Blase beim Wasserlassen völlig entleert und der chronische Harninfekt zu keiner Störung des Allgemeinbefindens, Beeinträchtigung von Nieren oder Blase und zu keiner Belästigung des Patienten führt, ist er nicht behandlungsbedürftig. Der Patient muß sich aber vor Erkältungen und Überanstrengungen schützen und genügend trinken. Der Arzt wird auch hier beratend zur Seite stehen.

Stenose: Eine Störung, die nach allen Prostataoperationen auftreten kann, ist die Harnröhrenverengung, bei der eine ringförmige Narbe den Harnröhrenquerschnitt einengt. Dadurch wird der Harnstrahl wieder schwach. Mechanische Dehnungen der Harnröhre (Bougierungen) heilen oder bessern das Leiden. Manchmal ist es notwendig, die Ringnarben endoskopisch zu spalten (Urethrotomie). Man muß auch wissen, daß diese Spätstörung noch ein bis zwei Jahre nach der Prostatektomie auftreten kann. Weiterhin sei erwähnt, daß der Blasenverschluß bei einem kleinen Teil der Patienten nach der Operation erst nach einigen Tagen wieder normal wird.

Das Nachträufeln oder der Abgang von etwas Urin beim Husten oder schweren Heben kann auch über längere Zeit anhalten. Wie gesagt, benötigt die Operationswunde sechs bis zwölf Wochen zur vollständigen Ausheilung. Nach dieser Zeit sind Erscheinungen dieser Art nur in einigen Fällen von tausend Operierten bei besonderen Prostataadenom-Formen, Harnröhrenleiden mit chronischer Schließmuskelentzündung, Krebs oder Schäden am Nervensystem bekannt. Bei konsequenter Behandlung gelingt auch hier oft noch nach Jahren eine Heilung. Auf keinen Fall sollte der Kranke ohne ärztliche Verordnung ein Urinal verwenden, da dieses schädliche Folgen auf die Verschlußfunktionen zeitigt. Empfehlenswert sind »Bikini«-Höschen (Menstruationsslips!) oder Papierslips (für Herren) zum Wegwerfen, welche zusammen mit Zellstoffeinlagen getragen werden (s. Abb. 18).

Die echte postoperative Inkontinenz wird heute durch einfache Injektionen mit Teflon behandelt. Alternativ kann eine Sphinkterprothese (künstlicher Schließmuskel) eingepflanzt werden.

Rekonvaleszenz: Nach gelungener Prostataoperation erholt sich der Kranke im allgemeinen überraschend schnell. Innerhalb von zwei bis drei Monaten ist er körperlich und geistig wieder so zu Kräften gekommen, daß er sich um Jahre jünger fühlt. Beim Ausbleiben dieser Erholungsphase ist es notwendig, nach ihren Ursachen zu forschen und sie eventuell geriatrisch zu behandeln.

Potenz: Es ist wichtig, auf die Folgen des Prostataleidens auf Geschlechtsorgane und -funktionen hinzuweisen. Wie wir im Kapitel »Prostatitis« gesehen haben, führen Prostataleiden bereits bei etwa 50% der jüngeren Männer zu funktionellen (also nicht durch Fehler des Geschlechtsorgans bedingten) Sexualstörungen mit Nachlassen der Potenz, ja sogar zu Impotenz oder Kinderlosigkeit infolge Zeugungsunfähigkeit, auch wenn der Geschlechtsakt normal abläuft. Dies ist nicht verwunderlich, da die Prostata einen wichtigen Teil der Sexualfunktionen ausübt, die bei ihrer Erkrankung in Mitleidenschaft gezogen werden. Störungen dieser Art treten bei der Altersprostata in verstärktem Maße auf, da die Prostatahypertrophie in erster Linie durch eine Störung im Hormonhaushalt des Mannes verursacht wird. Nur wenige über 60 Jahre alte Männer (weniger als 10%) weisen noch eine normale Potenz auf, in der Regel ist sie erheblich eingeschränkt (normal ist, wenn der Verkehr von mindestens einmal im Monat bis zu dreimal täglich ohne Schwierigkeiten ausgeübt wird). Die äußeren Umstände begünstigen oft eine Zurückhaltung auf diesem Gebiet. Weitere Kinder sind nur noch in seltenen Ausnahmen erwünscht, zumal meist schon Enkel vorhanden sind. Dies trifft vor allem für die Kranken jenseits des 65. Lebensjahres zu, die rund die Hälfte der Patienten ausmachen.

Problematisch werden Sexualstörungen bei Prostatahypertrophie und notwendiger Prostataoperation bei einem Teil der jüngeren Kranken zwischen dem 40. und dem 60. Lebensjahr und bei ausnahmsweise potenten Männern über 60 Jahre. Kein Arzt kann voraussagen, ob die Potenz nach einer Prostataoperation – unabhängig vom Operationsverfahren – wie zuvor erhalten bleibt. Diese mögliche Beeinträchtigung ist aber auch bei anderen Operationen nicht ausgeschlossen. Jeder Chirurg kennt Fälle von Impotenz nach Bruch-, Magen- oder Darmoperationen; es sind sogar Fälle nach Zahnextraktion beschrieben worden. Statistisch gibt die Mehrzahl der Prostataoperierten keinen Potenzverlust, manchmal sogar eine Besserung an. Dagegen können nur wenige Prostatiker hoffen, trotz normalen Geschlechtsaktes nach einer Prostataoperation noch Kinder zeugen zu können. Der Samentransport nach außen ist nämlich häufig gestört, weil der Samen in der vom Prostataadenom ausgeweiteten hinteren Harnröhre verbleibt oder über den vom Prostataadenom überdehnten und operativ veränderten Blasenausgang zur Blase hin fehlgeleitet wird und erst beim Wasserlassen nach außen kommt. Dies verändert jedoch den Organismus nicht entscheidend, schädliche Folgen für die Gesundheit treten nicht auf. Zumindest interessant zu wissen ist es, daß heute menschlicher Samen eingefroren, konserviert und noch nach Jahren zur Befruchtung verwendet werden kann. Neuerdings können Samenzellen aus den Nebenhoden entnommen und damit eine Eizelle unter dem Mikroskop befruchtet werden (»Reagenzglas-Technik«).

Prostatakrebs

Vorbemerkung

Der Prostatakrebs steht unter den bösartigen Geschwulsterkrankungen des Mannes an dritter, möglicherweise bald an zweiter Stelle. Etwa 7000 Männer fallen ihm jährlich in Deutschland zum Opfer. Dies beleuchtet schlagartig die Wichtigkeit dieser gefährlichen Alterskrankheit. Erfreulicherweise brachten die letzten Jahre erstaunliche Fortschritte in der Früherkennung (Diagnostik) und in der Behandlung auch vor kurzem noch hoffnungslos befallener Kranker. Die Mehrzahl der Patienten kann daher geheilt, das Fortschreiten ihres Geschwulstleidens in wirksamer Kontrolle gehalten oder gar in ein bedeutungsloses Stadium über kurz oder lang zurückgedrängt werden. Die segensreichen Erkenntnisse können sich aber nur optimal auswirken, wenn der gefährdete Mann regelmäßig und vor Auftreten der Beschwerden zur ärztlichen Kontrolle geht. Der Patient hat psychologische Schwierigkeiten mit seinem Leiden, weil es sich um eine besonders langsam wachsende Geschwulstkrankheit handelt: daher wird es oft spät beachtet und nicht ausreichend ernst genommen, d.h. auch die Behandlung wird nicht konsequent befolgt.

Eines der Hauptmerkmale jeder Krebserkrankung ist der völlig unscheinbare, also für den Patienten zunächst harmlose Beginn des Leidens. Daher wird Krebs oft erst in einem Stadium erkannt, in dem er nicht mehr sicher geheilt werden kann. Man nennt daher Krebs heimtückisch. Auch der Prostatakrebs folgt dieser Regel, jedoch hat er gegenüber anderen Krebsformen seine eigenen Merkmale und Erscheinungsformen. Diese sind bereits bei den gutartigen Prostataerkrankungen für den Patienten schwer durchschaubar, wir haben schon mehrfach auf diese Tatsache hingewiesen. Für den Prostatakrebs trifft dies nun in erhöhtem Maße zu. Selten tritt er vor dem 50. und häufig erst nach dem 65. bis 70. Lebensjahr auf.

Symptome

Anfangs verursacht das Krebsleiden ähnliche Beschwerden, wie sie bei anderen Prostataerkrankungen (Prostatitis, Altersprostata) vorkommen; häufiger Harndrang und erschwertes Wasserlassen tritt bei etwa zwei Dritteln der Patienten, akute Harnverhaltung bei einem Viertel der Patienten auf. Ebenfalls bei zwei Dritteln der Befallenen besteht ein Harninfekt und bei fast der Hälfte eine Restharnbildung in der Blase, beides wird aber von dem Kranken meist nicht bemerkt. Nur bei wenigen Patienten bestehen rheumatische Beschwerden (Kreuzschmerzen, Ischias) oder Blutharnen. Solche Symptome sind also nicht allein für Prostatakrebs typisch, der dazu noch im präklinischen Frühstadium überhaupt keine Beschwerden auslöst.

Vorsorgeuntersuchung

In dieser Beziehung ist Europa noch tiefstes Entwicklungsland, weil z. B. in Deutschland nur jeder 10. Mann sich vorsorglich untersuchen läßt. Im vorbildlichen Nordamerika ist dies besser; vergleichsweise 5mal so viele Krebsleiden der Prostata werden schon im frühen Stadium entdeckt. Diese Krebskranken können am erfolgreichsten behandelt und meist durch die elektrische Operation (totale TURP) geheilt werden. – In Europa führen erst die Beschwerden durch die Prostatavergrößerung zum Besuch des Arztes – viele im Frühstadium nicht erforderliche, oft langwierige Maßnahmen muß der Patient jetzt erdulden, um sein Leiden unter Kontrolle zu bekommen. Gerade die noch scheinbar gesunden, aber bereits krebsbefallenen Patienten sollten rechtzeitig zum Arzt gehen, also vor Auftreten von Beschwerden, solange der Krebs noch heilbar ist. Außerdem werden alle Patienten über 45 Jahre anläßlich der Untersuchung, gleich welcher Erkrankung, auch rektal abgetastet. Nur so kann Prostatakrebs bereits im heilbaren Frühstadium erkannt werden. Wie häufig Prostatakrebs jenseits des 50. Lebensjahres vorkommt, läßt sich leicht aus der Statistik ersehen: In Deutschland werden ca. 15 000 Fälle von Prostatakrebs jährlich neu entdeckt, die Zahl der tatsächlich Erkrankten ist zumindest doppelt so hoch anzusetzen. 80% der Krebskranken sind älter als 65 Jahre. – Wahrscheinlich sind in Deutschland fast 2 Millionen Männer von dieser Krankheit befallen, d. h. jeder 4.–5. Mann jenseits des 50. Lebensjahres hat einen verborgenen Prostatakrebs. Mit zunehmendem Lebensalter steigt diese Zahl, so daß nach dem 70. Lebensjahr bereits die Hälfte aller Männer Prostatakrebszellen im Körper tragen. Nach unseren Erfahrungen werden nicht alle diese Zellen aktiv. Nach der amtlichen Sterblichkeitsziffer sterben in der BRD »nur« 8,5% der Männer an Prostatakrebs.

Hier offenbart uns der Prostatakrebs eine seiner Besonderheiten. Wie erklärt sich nun dieser enorme Widerspruch zwischen der Zahl der Krebszellenträger und der wirklich an Prostatakrebs Erkrankten? Prostatakrebs hat die Eigenschaft, ruhende mikroskopisch kleine Nester im Gewebe zu bilden, die aber nicht als Krankheit in Erscheinung treten. Wann und warum diese Krebsnester aktiv und damit gefährlich werden, ist nicht erforscht. Andere, schneller verlaufende Krankheiten beenden das Leben des Prostatakrebskranken, bevor dieses langsam fortschreitende Leiden zum Ausbruch kommt; es sind dies am häufigsten Krankheiten von Herz-Kreislauf-Organen (Herzinfarkt, Hochdruck, Übergewicht), Lungenleiden (Asthma, Bronchitis) oder Stoffwechselerkrankungen, wie z.B. Zuckerkrankheit (Diabetes), Lebererkrankungen als Folge von Alkoholmißbrauch, Lungenkrebs bei Rauchern etc. Die sehr einfach durchzuführende Untersuchung der Prostata durch den After mit dem Finger ist deshalb wichtig und relativ sicher, weil sich Krebsknoten – im Gegensatz zu Prostataadenomen – gewöhnlich an der äußeren Oberfläche der Prostata entwickeln.

Die Selbstuntersuchung wird vor allem von Ärzten geübt. Es erfordert einige Übung, mit dem gut eingecremten Zeigefinger bis an die Prostata zu kommen. Dafür gibt es 2 Stellungen: Die Hand wird in Hockstellung zwischen den Beinen durchgeführt und dann der Zeige- und Mittelfinger in den After gesteckt und so die Prostata, zumindest in der unteren Hälfte, abgetastet. Je nach Körperbau kann man auch versuchen, die Hand von hinten über das Gesäß zum After zu bringen. Es wird jedoch kaum gelingen, die ganze Prostata zu betasten. Auch wird der Laie nur bei jahrelanger Betastung Veränderungen seiner Prostata selbst erkennen können.

Biopsie

Durch Punktion kann sogar eine Gewebeprobe zur mikroskopischen Untersuchung entnommen werden. Dazu kommen neuartige Bluttests, die auf eine Krebserkrankung hinweisen. Immerhin wird bei jedem 6. der untersuchten Männer mit Verdacht auf Krebs ein solches Leiden durch Biopsie nachgewiesen. Je älter die Patienten sind, desto größer ist die Zahl der Krebskranken! Die Behauptung, daß die Krebserkrankung durch eine probeweise Punktion der Prostata zur Gewebeentnahme mit einer Nadel (Nadel- oder Stanzbiopsie) ausgelöst oder ausgesät werden könnte, ist in der Praxis nicht zu halten. Dies wird an der Mayoklinik (USA) in einer großangelegten Studie nachgewiesen. Die Biopsie ist notwendig, um dem Patienten unnötige Maßnahmen zu ersparen: so wird z.B. häufig Krebs durch Entzündung oder Prostatasteine vorgetäuscht – die Biopsie klärt nun diesen Tatbestand. Bei positivem Befund ist die Biopsie der Anfang aller weiteren Überlegungen und Maßnahmen!

Verlauf

Nur ein kleiner Teil der Fälle von Prostatakrebs beginnt im Innern der Prostata, ohne daß man ihn tasten kann. Diese Form von Prostatakrebs führt aber wegen der schnell auftretenden Beschwerden eher zur operativen Behandlung und wird bei der sich in jedem Fall anschließenden mikroskopischen Gewebeuntersuchung erkannt. Bei den in der Mitte der Prostata lokalisierten Geschwülsten sind die Heilchancen besonders gut, weil sie meist vollständig durch Elektroresektion entfernt werden können. Doch auch Krebswucherungen an der Peripherie der Prostata können meist erfolgreich behandelt werden, weil sie leicht und relativ früh festzustellen und daher auch gut zu operieren sind. Zudem hat der Prostatakrebs die für den Behandlungserfolg günstige Eigenschaft, erst relativ spät in Knochen, seltener in inneren Organen wie Lunge oder Leber Tochtergeschwülste (Metastasen) anzusiedeln.

Die erste Absiedlung erfolgt zumeist in den Lymphknoten von Prostata und Blase, welche aber operativ entfernt werden können (Lymphadenektomie, Tab. 3/10).

Tab. 3 Operative, medikamentöse und Strahlenbehandlung des Prostatakrebses

	Geeignet bei % der Patienten*	Erfolgsaussichten**
1. Chirurgische Radikaloperation (Altersgrenze 70 Jahre)	ca. 10%	gut
2. Endoskopische Radikaloperation (Keine Altersgrenze)	ca. 80%	gut
3. Kältechirurgie (Keine Altersgrenze)	ca. 80%	günstig
4. Hodenoperationen (Orchiektomie)*	ca. 80%	Ergänzungsbehandlung
5. Hormonbehandlung	ca. 80%	günstig
6. Immunbiologische Behandlung (Organtherapie, Revitorgan, Mistelpräparate, Elektrolyte, Vitamine, z. B. B_6 u. B_{17})	ca. 100%	Ergänzungsbehandlung
7. Strahlenbehandlung (Kobalt, Betatron, Röntgen)	ca. 5–10%	Ergänzungsbehandlung
8. Chemische Behandlung	ca. 5%	Ergänzungsbehandlung
9. Hypophysenoperation	selten ausgeführt	Ergänzungsbehandlung
10. Lymphadenektomie (operative Entfernung der Lymphknoten)	wichtig bei ca. 30%	Ergänzungsbehandlung

* Die %-Zahl entspricht nicht immer auch der Ausführungsquote, z. B. wird die Hodenoperation (4.) nur als Ergänzungsbehandlung bei einem kleineren Teil der Patienten ausgeführt.
** In bezug auf entscheidende Verlängerung der Lebensdauer.

Schutz vor Prostatakrebs

»Kann man sich vor Prostatakrebs schützen?« lautet der Titel einer interessanten Abhandlung in einem amerikanischen Digest. Am Beispiel des vorzeitigen Todes eines prominenten Fliegergenerals wird gezeigt, wie dieser ein Jahr lang die Untersuchung versäumt hat und damit der Krebserkrankung einen nicht mehr einzuholenden Vorsprung gab. Als Antwort auf die gestellte Frage wird gesagt: »Um von den Fortschritten der voranschreitenden Wissenschaft zu profitieren, sollten alle Männer im reiferen Alter (d. h. nach Ansicht der Verfasser über 45 Jahre) sich zweimal im Jahr einer Untersuchung von einer Minute Dauer unterziehen (der rektalen Untersuchung. Heute kommt noch eine Ultraschalluntersuchung dazu – die Verfasser). Dies sei gewiß kein zu hoher Preis für den Schutz gegen Siechtum und vorzeitigen Tod.« Diese Empfehlung ist nur zu unterstreichen.

Ergänzend werden von Fachärzten Harnwege (Prostata, Samenblasen, Blase, Nieren) mit Ultraschall untersucht (Sonographie) und auf diese bequeme Art die Größe und Beschaffenheit der Prostata und der Harnblase einschließlich eines eventuellen Restharns bestimmt. Besonders wichtig ist die Abschallung der Nieren, mit der sehr frühzeitig Stauungsprozesse, Schrumpfungsprozesse und auch gut- oder bösartige Nierengeschwülste sowie Steinleiden von Prostata, Blase und Nieren sicher und einfach erkannt werden können. Cysten (wassergefüllte Geschwülste) von Nieren und Leber werden übrigens heute nicht mehr operiert, sondern nach einem von uns beschriebenen Verfahren mit einer feinen Nadel punktiert und verödet!

Erwähnenswert ist in diesem Zusammenhang, daß in der amerikanischen Armee alle Männer über 40 Jahre sich einer jährlichen Untersuchung auf Prostatakrebs unterziehen müssen. Das hat zur Folge, daß zehnmal soviel Krebserkrankungen bereits im Frühstadium entdeckt werden wie in der übrigen männlichen Bevölkerung. Jeder praktische Arzt kann die rektale Untersuchung einwandfrei durchführen. Falls notwendig, kann er den Patienten an den Urologen überweisen.

Leider scheitern diese Vorsorgeuntersuchungen meist an der menschlichen Eigenschaft, erst dann den Arzt aufzusuchen, wenn Unbehagen oder Schmerzen eine drohende Gefahr anzeigen. Ohne deutliche Anzeichen wiegt man sich nur zu gern in der leichtsinnigen Zuversicht »Es wird schon nichts sein«.

Sind auch aktive Maßnahmen zum Schutz von Prostatakrebs möglich? Zweifellos spielt das Verhalten jedes einzelnen in bezug auf Ernährung, Genußmittel (Rauchen) und körperliche Bewegung eine bedeutende

Rolle. Dazu kommen seelische Faktoren, Streß, chemische und physikalische Belastung (z. B. Hormone und Strahlen).

Sexuelle Enthaltung scheint ein ungünstiger Faktor zu sein. Eine Anregung der Krebsabwehr (Immunsystem) ist zwar generell möglich (Organextrakte wie z. B. Faktor AF2, Revitorgan, Mistelpräparate, Vitamine, Elektrolyte, Herdsanierung), gezielte Maßnahmen scheitern an der Unkenntnis über die Krebsentstehung.

Die wichtigsten Regeln zur Krebsvorbeugung:
Das Komitee der Krebsexperten der Europäischen Gemeinschaft stellte die Gebote zur Krebsverhütung zusammen. Damit können bestimmte Krebskrankheiten vermieden werden:

- Rauchen Sie nicht! Raucher sollten sich so schnell wie möglich entwöhnen und nicht in Anwesenheit anderer Personen rauchen.
- Verringern Sie Ihren Alkohol- und Kaffeekonsum.
- Vermeiden Sie starke Sonnenbestrahlung.
- Folgen Sie den Gesundheits- und Sicherheitsvorschriften bei Herstellung, Handhabung und Gebrauch aller Substanzen, die Krebs verursachen können.

Ihr allgemeiner Gesundheitszustand wird durch die folgenden zwei Empfehlungen gefördert, die auch das Risiko mancher Krebskrankheiten vermindern:

- Essen Sie häufig frisches Obst und Gemüse sowie Getreideprodukte mit hohem Fasergehalt.
- Vermeiden Sie Übergewicht, und begrenzen Sie die Aufnahme fettreicher Nahrungsmittel.

Mehr Krebskrankheiten werden geheilt, wenn sie früh erkannt werden:

- Gehen Sie zum Arzt, wenn Sie eine Schwellung bemerken, eine Veränderung an einem Hautmal oder eine abnorme Blutung.
- Gehen Sie zum Arzt, wenn Sie andauernde Beschwerden haben wie chronischen Husten oder Heiserkeit, Änderungen der Verdauung oder einen ungeklärten Gewichtsverlust.

Es gibt keine heilende Diät, wohl aber eine helfende Ernährung. Sie beinhaltet weitgehend Verzicht auf Zucker, Schweinefleisch, Räucher- oder allzu fette Würste, Kalbfleisch und Weißmehle. Und außerdem Alkohol nur in Maßen (eine Flasche Wein pro Woche)!

Die Säulen der Biotherapie sind:
1. Psychische Aktivierung durch positive, nicht resignierende Wegbegleitung (Gesprächstherapie, Psychotherapie, Angstbewältigung u. a.), Gesundheitsschulung;
2. körperliche Aktivierung durch physikalische Therapien à la Kneipp, Training, Gymnastik, Terrain- und Klimakuren;
3. Stoffwechsel-Aktivierung durch Frisch- und Vollwertkost. Mineral- und Spurenstoffe sowie Vitaminergänzung, Nikotin- und Alkoholverzicht und Verzicht auf unnötige Medikamente;
4. Biotherapie: Das Material für diese Konstruktion ist heterogen (von Enzymtherapie zur Auflösung von Immunkomplexen, Fieber- und Sauerstofftherapie über Mistel, Organseren und Thymuspräparaten bis zur Vitamin-A-Hochdosistherapie).

Die Erkennung und Stadieneinteilung des Prostatakrebses.
Ihr dienen zahlreiche Untersuchungsmethoden. Die wichtigste, grob orientierende Untersuchungsmaßnahme besteht nun aus der Erhebung des rektalen Tastbefundes und verschiedener Laboruntersuchungen (Urin, Blut). Diese Maßnahmen reichen jedoch bei Verdacht auf Prostatakrebs nicht aus.

Sie müssen durch die Sonographie und die Röntgenuntersuchung der Harnwege mit Kontrastmittelinjektion und vor allem durch die Prostatabiopsie und evtl. eine Zystoskopie ergänzt werden. Die Endoskopie wird spätestens im direkten Zusammenhang mit der Operation während des klinischen Aufenthaltes des Patienten ausgeführt. Auch der Darm wird, falls notwendig, gespiegelt.

Ergänzende Maßnahmen sind die Darstellung des Skeletts (Knochenszintigraphie), des Lymphsystems (Lymphographie), des Arteriensystems des kleinen Beckens (Angiographie) und die Darstellung von Samenleiter und Samenblasen (Vesikulographie). – Im Laboratorium werden spezielle Suchtests auf Prostatakrebs vorgenommen, auch zeigt die Spektralanalyse des Vollbluts bei der Mehrzahl der Prostataerkrankungen Veränderungen der Elektrolyte, speziell von Zink.

Diese Tests dienen dazu, den Krankheitsverlauf des Patienten zu überwachen.

Der Prostatakrebs wird in verschiedene Stadien eingeteilt (TNM Klassifikation der Weltgesundheitsorganisation, WHO):

a) Die klinischen Stadien (T). Im Stadium 1 und 2 ist der Krebs noch innerhalb der Prostata isoliert. Dies sind die Frühstadien mit größter Aussicht auf Heilung. Stadium 3 und 4 betrifft Geschwülste, die bereits die Prostata nach außen überschritten haben. Der Befall von Lymphbahnen (N), Knochensystem und anderen Organen (M) wird je nach Ausdehnung klassifiziert.

b) Die Einteilung der Geschwulst in histologische Stadien wird durch die Gewebsentnahme mit dem elektrischen Messer oder der Stanznadel ermöglicht; dabei wird in verschiedene Geschwulsterkrankungen eingeteilt, welche sich durch verschieden schnelles Wachstum und verschieden starke Beeinflussung des Geschwulstträgers unterscheiden. Der Aktivitätsgrad des Tumors kommt in 3 Stadien (G) zum Ausdruck.

c) Die bei der Absaugung von Prostatagewebssaft (Saugbiopsie) gefundenen Zellen werden in fünf zytologische Stadien eingeteilt, wobei das Stadium 1 und 2 normale Zellen, das Stadium 3 die krebsverdächtigen und das Stadium 4 und 5 die gesicherten Krebszellen kennzeichnet.

Die Stadieneinteilung zeigt dem Arzt nun den Charakter der bei dem untersuchten Patienten vorliegenden Krebserkrankung. Von ihr hängen die weiteren Konsequenzen der Behandlung ab.

Behandlung des Prostatakrebses

Vorbemerkung

Das Krebsleiden der Prostata kann heute so erfolgreich wie noch nie zuvor behandelt werden. Die konsequente Mitarbeit des Kranken ist jedoch unerläßlich, aber auch lohnend, weil selbst der fortgeschrittene Krebs bei intensiver Behandlung unter Kontrolle gebracht werden kann. Häufig werden die Ehefrau oder Pflegepersonen gefordert, um dem nachlässigen, vergeßlichen oder bereits geistig behinderten Patienten (cerebrovasculäre Insuffizienz) beizustehen. Erst wenn der Kranke unwillig wird oder gar jede Maßnahme ablehnt, wird die Behandlung schwierig.

Behandlungsproblem: Es gilt nun abzuwägen, welche der zahlreichen, sehr unterschiedlichen Behandlungsmethoden bei dem jeweiligen Kranken angewendet werden können, um den bestmöglichen Erfolg zu erzielen.

Die Aufstellung des Behandlungsplanes der jeweiligen Krebsgeschwulst ist von vielen Faktoren abhängig. Um jedoch die für den Einzelfall optimale Behandlung zu finden, sind weitere Überlegungen notwendig, so ist z. B. das sogenannte Risikostadium in Verbindung mit Alter und Gesamtzustand des Patienten von wesentlicher Bedeutung. Wir können z. B. bei Patienten über 70 Jahren die eingreifende chirurgische Radikaloperation in der Regel nicht mehr ausführen.

Prostatakrebs und Hormone

Die bösartige Geschwulsterkrankung der Prostata kann nur beim geschlechtsreifen Mann entstehen; dies weist auf die zentrale Rolle des Geschlechtshormons *Testosteron* hin. So kennt man beim Eunuchen – einem vor der Pubertät kastrierten Knaben – keine Krebserkrankung seiner infolge des Hormonausfalls nicht ausgewachsenen Prostata. Diese Erkenntnis schlägt sich auch bei der häufigsten Behandlungsmethode dieses Geschwulstleidens nieder: der vollständigen Unterdrückung der männlichen Hormonproduktion in den Hoden und den Nebennieren. Der Amerikaner Huggins hat für den Nachweis dieses Wirkungsmechanismus den Nobelpreis bekommen. Heute wird die Produktion von Testosteron auf 2 Wegen verhindert.

1. Hodenausschälung (Orchiektomie) oder die Totalentfernung (Kastration), *2. die medikamentöse Unterdrückung*. – Ein dritter Weg wird selten, vor allem bei hohem Operationsrisiko und fehlender Bereitschaft zur Medikamenteneinnahme begangen – nämlich die Bestrahlung der Hoden, um ihre hormonaktiven Zellen zu vernichten.

Es gibt allerdings leider auch Krebsgeschwülste der Prostata, die auf den Hormonentzug nicht oder infolge der fortgeschrittenen Krankheit nicht mehr reagieren und die daher nach der Operation noch chemisch behandelt werden müssen.

Ruhendes (inaktives) Krebsnest. Wie anfangs betont, zeigt der Prostatakrebs verschiedene Erscheinungsformen, so daß also nicht Geschwulst gleich Geschwulst ist. In der Praxis zeigt sich das an dem bereits erwähnten ruhenden Prostatakrebsnest, das den Patienten im allgemeinen nicht zum Arzt führt und auch keiner Behandlung bedarf. Falls dieser ruhende Krebs nicht mobilisiert wird, stellt er für den Patienten keine unmittelbare Gefahr dar. Da wir ihn meist nicht diagnostizieren können, er aber häufig mit einer Prostatahypertrophie kombiniert ist, vermeiden wir eine Behandlung der Altersprostata mit männlichen Hormonpräparaten ebenso wie bei älteren Patienten die Behandlung der Impotenz mit Medikamenten auf hormoneller Basis (Ausnahme z. B. Afrodor 2000, ohne Hormone).

Operation mit dem Messer oder die elektrische Resektion als Mittel erster Wahl

Alle Krebsformen der Prostata, die zu mehr oder weniger schnellem Wachstum neigen oder bereits fortgeschritten sind, bedürfen unverzüglicher operativer Behandlung. Grundsätzlich ist die Krebsheilung nur durch die radikale Entfernung des Krebsherdes zu erzielen. Gerade der relativ gutartige Prostatakrebs bietet dafür günstige Voraussetzungen, weil er erst sehr spät zu Absiedelungen in anderen Körperregionen neigt und diese nach Entfernung der ursprünglichen Geschwulst in der Prostata noch lange medikamentös beherrscht werden können.

Auch die Bestrahlung erfordert, ebenso wie die medikamentöse Behandlung, nach den allgemein gültigen Regeln der Krebstherapie zuerst eine weitestmögliche totale Entfernung der Krebsgeschwulst. Dies ist einleuchtend; je kleiner die Masse des Tumors ist, desto wirksamer kann jede Behandlung angreifen. Außerdem ist die Abwehr des Körpers einer kleinen Restgeschwulst zwangsläufig eher gewachsen als einer großen. Hier gelten Gesetze wie im Krieg!

Die Frage ist nun, welche Operationen stehen uns zur Verfügung und wie werden sie eingesetzt? Dies hängt in erster Linie vom Stadium der Krebserkrankung und vom Alter des Patienten ab. Nach dem 65.–70. Lebensjahr können große chirurgische Eingriffe nur noch ausnahmsweise vorgenommen werden.

»Die radikale transurethrale Prostatektomie (TUR) wird die offene (chirurgische) radikale Prostatektomie gänzlich verdrängen; weil sie weniger traumatisch (eingreifend) und gleichwertig der chirurgischen Methode beim frühen (noch heilbaren) Prostatakrebs ist.« Dies sind die Worte von einem der führenden amerikanischen Universitätsprofessoren.

Die Elektroresektion

Sie ist die ideale Operation bei allen Frühformen des Krebsleidens. So können kleine Herde, auch wenn sie an mehreren Stellen auftreten, durch die Harnröhre (transurethral) vollständig ausreseziert werden (Stadium T1 und T2). Dies ist im Vergleich zur chirurgischen Operation ein bescheidener Eingriff, da er ja keine riesige Operationswunde erfordert und kein Risiko für Leben, Schließmuskel und Potenz wie bei großen chirurgischen Eingriffen beinhaltet. Auch beim fortgeschrittenen Stadium (T3 und T4) kann der Krebs oft total oder weitgehend (subtotal) herausreseziert werden, und so lassen sich günstige Voraussetzungen für die zusätzlichen Behandlungsmethoden (medikamentös, Bestrahlung etc.) schaffen.

Die Elektroresektion der Prostata hat jedoch ein Problem: Nur wenige Operateure mit großer Erfahrung in der modernsten Technik, der Niederdruck-TURP (s. Seite 126), können die totale Krebsresektion sicher und erfolgreich ausführen. Daher wird heute nach unserer Auffassung bedauerlicherweise der Mehrzahl der Patienten die chirurgische Operation, die alleinige medikamentöse Therapie oder die Bestrahlung angeboten. Leider sind die Erfolgsaussichten der nichtoperierten Krebsgeschwulst nach eigenen Erfahrungen eindeutig schlechter! Nicht operieren widerspricht dem Grundsatz: Erst die Geschwulst mit den Mitteln der 1. Wahl soweit als möglich entfernen und somit ihre Kraft schwächen, dann erst mit den Mitteln der 2. und 3. Wahl nachbehandeln; diese Mittel können allein den Krebs nicht heilen. Dagegen führt auch eine 2. oder 3. Resektion oft noch zum ersehnten Ziel der Heilung, wie wir dies schon lange bei der Behandlung des Blasenkrebses kennen. Entgegen dieser eindeutigen Aussage wird der Patient mit den widersprüchlichsten Ansichten konfrontiert.

Chirurgische Operation

Die Radikaloperation der Prostata ist immer ein unverhältnismäßig großer, schwieriger und den Patienten in mehrfacher Hinsicht belastender Eingriff. Er ist daher bei weniger als 10% der Patienten angezeigt. Bei kleiner Geschwulst (T1 und T2, oft auch noch T3) ist die Elektroresektion einfacher und im Resultat überlegen, weil weniger Folgeerscheinungen zu erwarten sind; vor allem besteht bei der Elektroresektion im Gegensatz zur risikoreichen chirurgischen Operation praktisch keine Lebensgefahr (unter 0,5%) und vergleichsweise kaum eine Komplikationsrate, wie z.B. die Inkontinenz (Harnträufeln) nach der Operation oder die Impotenz. Für den Patienten ist die Elektroresektion, die ohne Bauchschnitt auskommt, kein einschneidender Eingriff; er wird kaum leiden oder eine monatelange Rekonvaleszenz (Erholungsphase) erdulden müssen. – Es gibt allerdings Ausnahmen: Bei jungen Patienten (unter 50–60 Jahre) wird man u.U. auch chirurgisch operieren und gleichzeitig den Beckenraum von den Lymphknoten befreien (siehe Abschnitt Lymphadenektomie). Dies kann aber auch nach der Elektroresektion vor allem bei älteren Patienten in 2. Sitzung geschehen, wobei das hohe Risiko durch eine zweizeitige Operation deutlich vermindert wird. Die chirurgische Operation kann im Gegensatz zur elektrischen nicht mehr wiederholt werden – auch dies ist ein großer Vorzug der Elektroresektion, da bei kleinen Nachresektionen das Ziel der Totalentfernung des Krebses durchaus erreichbar ist.

Erfahrungsgemäß versagen die chirurgischen Operationsmethoden bei fortgeschrittenem Prostatakrebsleiden vollständig.

— *Die operative Entfernung der Lymphknoten (Lymphadenektomie)*

Die Krebszellen aus der Prostata siedeln sich über die Lymphbahnen in den Lymphknoten des Beckens und unteren Bauchraumes ab, wo sie Metastasen (Tochtergeschwülste) bilden. Dies geschieht nicht selten auch in früheren Stadien. Daher muß bei jeder Krebserkrankung, vor allem jüngerer Patienten, eine Lymphadenektomie in Erwägung gezogen werden. Unser jüngster Krebspatient war 42 Jahre alt, er wurde zuerst total elektroreseziert, dann lymphadenektomiert und an den Hoden operiert. Er ist jetzt nach mehr als 10 Jahren immer noch gesund. – Die Operation erfolgt durch einen Längsschnitt im Unterbauch. Der Eingriff wird gut vertragen, weil das Bauchfell selbst nicht eröffnet werden muß, und ist so meist Patienten bis zum 70. Lebensjahr zumutbar. Bei ausgeprägtem Befall der Lymphknoten ist die Operation nicht mehr sinnvoll, weil nicht mehr total operiert werden kann. Das vorrangige Behandlungsziel ist dann die Verbesserung der Lebensqualität (Schmerzfreiheit, Wohlbefinden, ungestörtes Wasserlassen).

— *Hodenoperation (Orchiektomie)*

Die zentrale Rolle der Hodenhormonproduktion (Testosteron) bei der Entstehung des Prostatakrebses wurde bereits angedeutet. Wenn die Krebsgeschwulst nicht frühzeitig und vollständig entfernt werden kann, wächst früher oder später infolge der weitergehenden Hormonproduktion der Hoden ein neuer Krebstumor heran. Bei der Mehrzahl der Patienten wird der Arzt daher jede Verantwortung ablehnen, wenn die Hodenoperation nicht alsbald ausgeführt wird. Als Ausweg kommt noch die medikamentöse Blockade der Hoden oder die Hodenbestrahlung in Frage.

Was geschieht nun, wenn die Hoden fehlen? Ändert sich die Stimme oder verweiblicht der Mann? Diese Ängste stehen vor dem Patienten. Vereinzelt treten klimakterische, vorübergehende Hitzewallungen und Schweißausbrüche, seltener auch Nachlassen der seelischen Antriebskräfte auf. Sonst ist nichts zu befürchten, weil den Hoden nach dem 40. Lebensjahr keine bedeutenden Aufgaben außerhalb des Sexuallebens zukommen. Durch die kleine Operation gewinnt der Krebskranke sichere Jahre seiner Gesundheit. Er opfert allerdings den meist nach dem 60.–70. Lebensjahr sowieso erloschenen oder nicht mehr drängenden Sexualtrieb. – Sicher kein zu hoher Preis, wenn man bedenkt, daß das unbehandelte Krebsleiden den Trieb sowieso bald zerstören würde. Jüngeren Patienten kann die Potenz erhalten werden, wenn der Krebs frühzeitig erkannt wird; totale operative Entfernung der Geschwulst (siehe 1 oder 2) oder Radiospickung (siehe 6a) führen allein zur Heilung. Die rechtzeitige Orchiektomie ist die nebenwirkungsärmste, kostengünstigste und erwiesenermaßen zuverlässigste Behandlungsmethode zur Verhütung eines Rückfalls oder des schnellen Fortschreitens eines operierten oder sonstwie behandelten Prostatakrebses.

Kältechirurgie

Die Vereisung der Prostata ist ein Ersatzverfahren für elektrische oder chirurgische Operationen, wenn diese für den Patienten ein zu hohes Risiko darstellen. Die totale Elektroresektion hat heute die Kälteoperation infolge ihrer unbestreitbaren Vorteile ebenso verdrängt, wie die chirurgische Operation mit ihren belastenden Komplikationen. Auch hier stellt die Lymphadenektomie und die Hodenentfernung (siehe 3. und 4.) eine Ergänzungsoperation dar.

Strahlenbehandlung (Radiatio, Radiospickung)

Die Strahlenbehandlung wird sowohl als Mittel der 1. Wahl, aber auch als Ergänzungsbehandlung angewendet.

a) Die Radiospickung der Prostata ist ein relativ einfaches und wirksames Verfahren. Weniger als 10% der Kranken können mit dieser Methode geheilt werden, bei der strahlende Partikel mit Nadeln ohne Operationsschnitt in die Geschwulst eingesetzt werden und diese so zum Schrumpfen bringen. Strahlenschäden und unfreiwilliger Harnabgang sind unter Umständen unangenehme Komplikationen.

b) Cobalt- und Betatronbestrahlungen wirken optimal, wenn eine weitgehende operative Entfernung der Krebsgeschwulst (siehe 1. und 2.) vorangegangen ist nach dem Grundsatz: Je kleiner die Tumormasse, desto wirksamer die Bestrahlung. Die Lymphbahnen können ebenfalls bestrahlt werden.

c) Die Schmerzbestrahlung soll bei Knochenbefall das Leiden erträglich machen, dasselbe Ziel verfolgt die Isotopenbehandlung mit Strontium 89.

d) Die Röntgenbestrahlung der Brustdrüse verhindert deren unangenehmes Wachstum; sie ist aber nur notwendig, wenn bestimmte Hormone eingesetzt werden.

Die medikamentöse Behandlung

Neue Medikamente haben neue Hoffnung in die Behandlung des Prostatakrebses gebracht. Dies gilt nicht nur für die Therapie des operierten Frühcarcinoms, sondern vor allem für den fortgeschrittenen Krebs, mit dem der Krebspatient für eine Heilung zu spät zum Arzt gekommen ist. Hier stehen die Unterdrückung des Krebswachstums und die Minderung der Beschwerden klar im Vordergrund. Wenn irgend möglich, gilt auch für die medikamentöse Behandlung der Grundsatz, zuerst die Masse der Krebsgeschwulst operativ soweit als möglich zu verkleinern und eventuell durch Zusatzbestrahlung zu inaktivieren. Es gilt als gesichert, daß eine kleinere Tumormasse sowohl der Behandlung besser zugänglich ist, als auch von der körpereigenen Abwehr leichter bekämpft werden kann. Dies trifft vor allem auf die Rückfalltumoren zu, d.h. wenn nach anfänglichen Behandlungserfolgen mit Stillstand der Prostatageschwulst oder scheinbar längerer Heilung der Krebs erneut zu wachsen beginnt. Leider werden die Krebszellen nach längerer Behandlung hormonresistent, also sozusagen »hormontaub«. Diese Krebszellen bestimmen das Schicksal des Kranken – er kann nicht mehr endgültig geheilt werden. Selbst hier kann eine Elektroresektion eventuell kombiniert mit Bestrahlung nochmals das Rad zurückdrehen, solange der Prozeß auf die Prostata isoliert ist. Greifen die Krebszellen auf die Lymphknoten, Knochen und seltener auch auf andere Organe über, ist eine Heilung nicht mehr möglich; hier liegt die Domäne der medikamentösen Behandlung.

Die derzeitige Behandlung wird von 2 Tatsachen bestimmt.

a) Die Geschwulst besteht anfangs aus vorwiegend hormonempfindlichen Krebszellen. Diese können nun durch die Unterdrückung der Hormonproduktion in den Hoden und den Nebennieren stillgelegt werden (Androgenblockade). Dies erreicht man durch die erwähnte Hodenoperation und ausnahmsweise medikamentös mit LH-RH-Analoga. Zusätzlich werden Antiandrogene (Androcur, Fugurel) verabreicht.

b) Ein kleiner Teil der Zellen ist zunächst nicht hormonempfindlich. Im Lauf der Zeit vermehren sich diese Zellen und nehmen meist erst nach Jahren überhand. Leider ist die Wirkung der Heilmittel gegen diese Zellen nicht so sicher wie bei den hormonempfindlichen – es gibt also noch kein Allheilmittel. So stehen mehrere Substanzen zur Chemotherapie bereit, die sogenannten Zytostatika, die auch kombiniert angewendet werden (z. B. MAF oder FEM Schema). Derzeitig wird Estrazyt bevorzugt eingesetzt, weil es die geringsten Nebenwirkungen hat und beide Krebszellarten beeinflußt.

Außerdem gibt es noch eine hormonähnliche Substanz, Honvan, das vor allem bei Allgemeinstörungen und Knochenschmerzen etc. hilfreich ist und in hoher Dosierung als Infusion gegeben wird. – Weibliche Hormone wurden jahrelang verabreicht, sie sind zur Allgemeinbehandlung wegen ihrer Nebenwirkungen nicht geeignet und werden nur noch ausnahmsweise zusammen mit Zytostatika verordnet.

Die medikamentöse Behandlung ergänzt also die Prostata-, Hoden- und Lymphknotenoperation; es wird versucht, eventuelle Tumorreste im Verein mit der Körperabwehr zu vernichten, die Absiedlung von Tochtergeschwülsten zu verhüten und das Tumorwachstum zu unterdrücken.

Zusatzbehandlung

Die sogenannten additiven Verfahren sollen die Immunabwehr stärken. Dazu dienen Mistelpräparate (z. B. Iscador), Organextrakte, Vitamine (vor allem B-Komplex, speziell B6 und B17). Zahlreiche Kostformen werden empfohlen (z. B. Trennkost), hierauf haben sich die Reformhäuser und Sanatorien spezialisiert.

Wichtig erscheint noch, die Zivilisationssünden zu erwähnen, die unbedingt unterlassen werden müssen (s. Kapitel »10 wichtige Regeln zur Krebsvorbeugung«). Auch Reizklima und Extremanstrengungen (Leistungssport, starke Sonnenbestrahlung, Höhenklima über 800 m), abrupter Klimawechsel (Tropen z. B. Karibik, Afrika) sollen unbedingt vermieden werden.

Neue Studien zeigen, daß die Behandlung um so besser wirkt, je früher der Tumor reseziert, die Hoden operiert, seine greifbaren Tochtergeschwülste verkleinert und die chemische Behandlung eingeleitet werden. Damit kann eine Lebensverlängerung über viele Jahre erzielt werden. So kommen immer wieder Patienten zu uns in die Praxis, die reseziert und konsequent nachbehandelt wurden und die erzählen, daß ihnen nach der Operation noch 5 Jahre Gesundheit vorausgesagt wurden; jetzt seien 10 Jahre vergangen und es geht immer noch gut. Der behandelnde Arzt kann auch schlimme Erfahrungen machen, wenn er mit all seiner Kunst und Mühe einen schon fast verlorenen Patienten rettet und dieser kommt dann z. B. durch Unfall, Selbstmord, Alkoholismus oder Raucherkrebs um!

Geschwülste am Genitale (Hoden, Glied)

Etwa 2000 Männer erkranken pro Jahr in der BRD an Genitalkrebs. An erster Stelle steht dabei der Hodenkrebs vorwiegend junger Männer, während der Peniskrebs bei den älteren auftritt.

Hodentumor

Die männliche Keimdrüse (der Hoden) neigt seltener, aber oft schon frühzeitig zur Geschwulstbildung. Besonders anfällig sind Hoden, die während der embryonalen Entwicklung (vor der Geburt) im Bauch, Leistenkanal oder oberhalb des Hodensacks liegenblieben, also sich nicht in der natürlichen Lage befinden. Es ist daher ein Gebot, bereits das Neugeborene auf den Entwicklungszustand seiner Genitalorgane zu untersuchen. Fehlstellungen der Hoden sollten schon im 2. Lebensjahr operiert werden, da später ein zunehmender Schaden zu erwarten ist. Auch muß die Öffnung bzw. Mündung der Harnröhre an der richtigen Stelle liegen.

Wir unterscheiden gutartige und bösartige Hodentumoren. Jeder Mann kann durch Befühlen der Keimdrüsen leicht die schmerzlosen Veränderungen einer Geschwulstbildung selbst tasten. Dies ist wichtig, weil Hodenkrebs im Frühstadium eine sehr gute Heilaussicht durch Operation hat. Unverständlicherweise macht der Arzt die Erfahrung, daß nur wenige Männer ihre Keimdrüsen beobachten und sogar grobe Veränderungen des Genitale nicht bemerken. So sind z. B. kleine Hoden (von 12 ml Inhalt und weniger) nicht mehr in der Lage, befruchtungsfähige Samenzellen zu bilden, auch wenn die Potenz ungestört ist.

Grundsätzlich muß man folgendes dazu wissen: Der Hoden liegt im Hodensack von mehreren schleimhautähnlichen Hüllen umgeben. An seiner Seite liegt der wurmförmige Nebenhoden, der im Gegensatz zum Hoden bereits auf leichten Druck mit Schmerz reagiert.

Vom *Nebenhoden* zieht der Samenleiter zusammen mit dem Samenstrang (Blutversorgung des Hodens) zur Leiste. Jedes dieser Organe kann nun Geschwülste vortäuschen. Am häufigsten sind die entzündlichen »Geschwülste« des Nebenhodens, die bei Prostatitis und Altersprostata (s. S. 45), aber auch bei Stoßverletzungen vorkommen. Sie können mit und ohne Fieber von Schmerzen und Schwellungen begleitet sein. – Dann folgen Wasser- und Leisten- bzw. Hodenbrüche.

Der Wasserbruch (Hydrozele) besteht aus einer Flüssigkeitsansammlung in den Hodenhüllen, die meist entzündlich bedingt ist (s. oben), während Leisten- und Hodenbruch Ausstülpungen des Bauchfells mit Durchtritt von Darmschlingen in Leiste bzw. Hodensack sind. Weitere Verdickungen verschiedener Ursache und Form treten im Samenstrang, in den Hodenhüllen und im Hodensack auf.

Der Krampfaderbruch (Varikozele) ist meist angeboren, bei jungen Männern sollte er rechtzeitig operiert werden, da er die Zeugungsfähigkeit beeinträchtigen kann.

Er kann auch Folge einer Nierengeschwulst sein. Nur der Arzt wird klären können, welcher Art eine Geschwulst im Bereich des männlichen Genitale ist. Jede Verdickung oder Veränderung im Bereich der Hoden sollte den Befallenen – ob Kind, Mann oder Greis – so schnell als möglich zum Arzt führen. Wenn die Diagnose durch Betasten oder Ultraschall nicht zu gewinnen ist, genügt ein kleiner unbedeutender Hautschnitt in Narkose, um die Veränderung eindeutig als Krebs oder gutartiges Krankheitsbild zu entlarven. Wichtig ist zu wissen, daß bei den schnellwachsenden Hodengeschwülsten ein Zeitverlust von zwei oder drei Wochen (durch Behandlung der fälschlich vermuteten, gutartigen Nebenhodenentzündung) bereits über Leben und Tod entscheiden kann.

Die Hodentorsion (Verdrehung) ist ein gefährliches Zustandsbild, welches vorwiegend bei Jünglingen auftritt. Hierbei dreht sich der Hoden um seinen Stiel und drosselt dabei die Blutzufuhr ab. Heftige Schmerzen und Schwellung täuschen eine akute Entzündung vor. Eine Operation innerhalb von 2 Stunden ist notwendig, sonst stirbt der Hoden ab – leider ein nicht seltenes Ereignis!

Bauchtumoren, vor allem Nierengeschwülste, können unklare Hodenschmerzen, Krampfadern und Schwellungen auslösen. Die Blut- und Lymphbahnen des Hodens münden nämlich in Höhe der Nierenblutgefäße in die großen Adern und können so beeinflußt werden. Weitere Momente sind Erkrankungen des Leistenkanals (Bruch), des Samenstrangs, der Prostata und Blase, sowie der Wirbelsäule und ihrer Muskulatur und nicht zuletzt des Blinddarms.

Geschwülste am Penis

Geschwulstähnliche Veränderungen kommen auch am männlichen Glied (Penis) vor. Meist handelt es sich um Verhärtungen (Induration) des Bindegewebes am Rücken der Schwellkörper, die zur Abknickung des Gliedes bei der Erektion führen. Werden diese krankhaften Veränderungen nicht rechtzeitig behandelt, ist die Ausübung des Verkehrs infolge der Verbiegung des Gliedes nicht mehr möglich. Das Leiden wird mit Injektionen, Medikamenten, ausnahmsweise mit Röntgenbestrahlung oder operativ behandelt.

Peniskrebs entwickelt sich vor allem an der Spitze des Gliedes (Vorhaut, Eichel, Harnröhrenöffnung), er versteckt sich oft unter einer Vorhautverengung (Phimose). Jede derartige Verengung sowie Entzündung, Geschwür oder Geschwulst müssen ohne Zeitverlust dem Arzt gezeigt werden. Vorhautentzündungen zeigen manchmal eine Zuckerkrankheit an. Warzen am Glied, der Harnröhrenöffnung oder in der Umgebung des Genitale sind meist Ausdruck einer Virusinfektion (Feigwarzen), selten als Folge einer Syphilis oder AIDS. Sie bedürfen unbedingt der ärztlichen Behandlung und einer Partneruntersuchung (Ansteckungsgefahr). Nach Jahren können sie zu Krebs führen.

Die Penisfraktur ist selten, sie kommt durch ungeschicktes Verhalten beim Geschlechtsverkehr vor. Hierbei reißt der mit Gewalt abgeknickte, erigierte Penis an der Seite ein. Unter heftigen Schmerzen bildet sich ein Bluterguß, der nicht selten operiert werden muß.

Harninkontinenz
(unfreiwilliges Einnässen)

Harninkontinenz ist ein häufiges Leiden, nicht nur bei Kindern, sondern auch bei Erwachsenen in fortgeschrittenem Alter. So schätzt man heute, daß etwa jeder 6. der über 60jährigen Männer und Frauen unter unwillkürlichem Harnverlust (Einnässen) leiden. Dieser Zustand ist ein schweres Problem für den Betroffenen, das er aus sozialen Gründen häufig verheimlicht. Neben den dadurch bedingten seelischen Störungen und Schwierigkeiten im Umgang mit den Mitmenschen (psychosoziale Probleme) kommen schwere Hautveränderungen durch die Nässe (Ekzeme, Pilzerkrankungen, Geschwüre) und Infektionen hinzu. Als Folge bleiben die alten Leute zu Hause und zeigen im Umgang mit ihren Familienangehörigen Störungen; außerdem werden Kontakte zu der weiteren Umgebung wie auch der Besuch von Veranstaltungen verhindert. Auch mit dem Arzt sprechen mehr als die Hälfte der Patienten nicht über ihr Problem, und selbst gegenüber den Pflegekräften scheuen sie sich, dies zu offenbaren. Als Folge des Leidens wird die Lebenszeit deutlich verkürzt, und zwar in dem Grad, in dem die Inkontinenz zunimmt.

Die Ursachen der Inkontinenz sind vielfältig; häufig ist die neurogene Blasenentleerungsstörung durch Krankheiten des Gehirns (Schlaganfall, »Verkalkung«, Geschwülste etc.), an der ca. 1 Million der Bundesdeutschen leiden. Oft ist der Harndrang so stark, daß die Kranken die Toilette nicht mehr erreichen und dann einnässen. Gezieltes Toilettentraining kann überraschend oft helfen. Je beweglicher ein Patient ist, desto besser sind die Erfolge. Zur Abklärung sind aufwendige Untersuchungen notwendig. Vor allem darf die sogenannte »Überlaufblase« nicht übersehen werden. – Bei den bettlägerigen Langzeit-Patienten sind 4 von 5 inkontinent. Infolge der Geruchsbelästigung können diese Kranken nicht mehr zu Hause gepflegt werden. Immerhin können ⅔ der Patienten durch die ärztliche Behandlung (Blasentraining) entweder geheilt oder durch Motivation doch so weit gebessert werden, daß das Leiden erträglich ist. Gleichzeitige Stuhlinkontinenz ist ein erschwerendes Symptom, das eine klinische Abklärung erfordert.

Um dauernd inkontinenten Patienten zu helfen, wird eine intensive Betreuung notwendig, die aber sehr kostspielig ist. So werden in den Pflegeanstalten der USA die Kosten für die Pflege inkontinenter Heiminsassen auf ca. 8 Milliarden Dollar jährlich geschätzt, in Deutschland auf mehr als 1 Milliarde DM, allein für Wegwerfartikel (Einmal-Inkontinenz-Hilfsmittel). Das Diagramm legt die Bedeutung der Inkontinenz für die Lebensqualität älterer Menschen offen (Abb. 35).

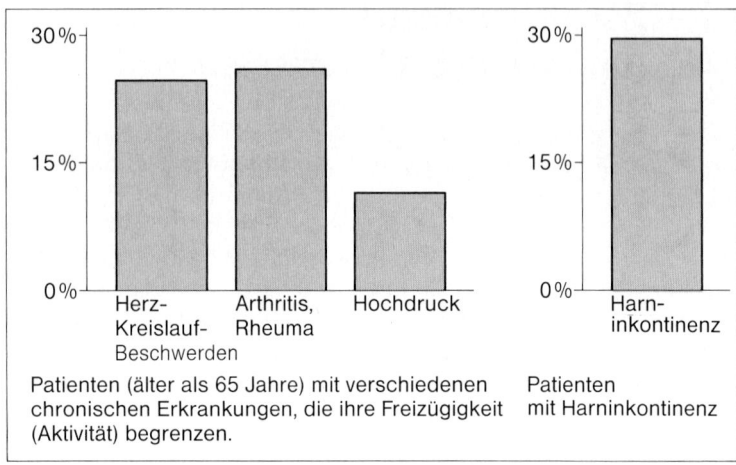

Abb. 35 Die Lebensqualität einschränkende Faktoren bei älteren Patienten.

Gebrauch der Urinflasche

Die Urinflasche ist das einfachste Mittel, um dem von Harndrang und Inkontinenz belästigten Patienten vor dem Einnässen zu bewahren. Vor allem der bettlägrige und bewegungseingeschränkte Mann ist auf ihren Gebrauch angewiesen. Sie macht ihn ebenso wie der Dauerkatheter mit Urinbeutel zumindest in diesem Punkt weitgehend vom Bedienungspersonal unabhängig. Nachteile der Flasche sind, daß sie leicht umkippt oder daß beim Abstellen Urin verschüttet wird. Wichtig ist daher, die Flasche stets mit einer Plastikkappe exakt zu verschließen. Dies verhindert auch die Geruchsbelästigung und das Ausfließen von Urin. Ein weiterer Punkt ist die Peinlichkeit der offen herumstehenden und jedem Besucher sofort ins Auge fallenden mehr oder weniger gefüllten Urinflasche. Hier hilft ein Abstellkasten, wie er im Krankenhaus zumeist im Deckel des Nachttisches angebracht ist. Zu Hause empfiehlt sich eine sogenannte Garage, in der die Urinflasche senkrecht abgestellt wird. Sie ist so bemessen, daß die Urinflasche knapp eingepaßt ist und ihre Halterung für den Patienten bequem erreichbar in Matratzenhöhe angebracht ist. Inkontinente Patienten stellen die Urinflasche oft zwischen die Beine, wobei sie zu einer ruhigen Rückenlage gezwungen werden. Für diesen Zweck ist eine schwere Glasflasche anstelle der Plastikurinflasche vorzuziehen. Eine Plastikfolie sollte zwischen Matratze und Bettuch eingezogen sowie eine saugfähige Unterlage aufgelegt werden, um Mißgeschicken vorzubeugen. Letztlich ist auch an eine

Ersatzflasche zu denken, damit der Patient in der Nacht nicht unnötig die sowieso überbeanspruchten Angehörigen oder Pflegepersonen bemühen muß. Pannen im Gebrauch mit der Urinflasche sind unvermeidlich. Sie müssen vom Patienten psychologisch verkraftet werden. Das Pflegepersonal darf dem Patienten keinesfalls seine Abscheu zeigen, wenn es Danebengegangenes reinigen muß.

Der unter der Situation schwer leidende Patient muß fühlen, daß ihm gerne geholfen wird und daß man die Pannen eher leicht als tragisch nimmt.

Die Urinflasche ist auch ein geeignetes Hilfsmittel für alle älteren Menschen, um den nächtlichen Gang zum WC zu vermeiden. Dieser Gang ist unfallträchtig und führt häufig zu unnötigen Erkältungen, auch wird der Schlaf beim Gebrauch der Urinflasche unter der Bettdecke nicht so abrupt unterbrochen und kann schneller wieder fortgesetzt werden.

Bettnässen (Enuresis)

Kinder sollen nach dem 4. Lebensjahr das Wasserlassen unter Kontrolle haben. Wenn sie jedoch noch unbemerkt, insbesondere nachts, den Urin von sich geben, spricht man von Bettnässen. Dies kann auch nach einer trockenen Phase von einigen Monaten wieder, meist im 4. Lebensjahr auftreten. Seltener wird auch tagsüber in die Hose uriniert. – Die Ursachen dieses Leidens sind zahlreich; ihre Klärung ist in jedem Falle notwendig und zwar so, daß bei dem Kind weder ein seelischer Schaden auftritt noch bei der Behandlung folgenreiche Fehler gemacht werden. Bei der Hälfte der Kinder liegen Erziehungsfehler oder Verhaltensstörungen vor – ausgelöst durch die Umgebung, vor allem die Beziehung zu und zwischen den Eltern! Häufig sind sie noch von einer gewissen Spätentwicklung der körperlichen Funktionen (Reifungsfehler) begleitet. Bei einer kleineren Zahl (um 10% der Kinder) liegen Entzündungen der Harnwege und Geschlechtsorgane vor, also z.B. Phimose bei Knaben oder Scheiden- bzw. Harnröhrenentzündung bei Mädchen.

Seltener sind sie aufgrund von Mißbildungen dieser Organe (z.B. kann ein Harnleiter in die Scheide statt in die Blase einmünden oder die Nervenbahnen fehlentwickelt sein). Häufiger sind kleine Blasen, Verengungen der kleinkalibrigen Harnwege und Verschlußstörungen mit Reflux und nachfolgender Nierenentzündung oder Schrumpfniere. – Leider sprechen die Mütter nicht gerne über diese Tatsachen; so ist wenig bekannt, daß Knaben oft noch bis zum 12. Lebensjahr einnässen, ohne krank zu sein

(Verhaltensfehler). Wenn der Arzt organische Fehler und Entzündungen ausgeschlossen oder erfolgreich behandelt hat, werden Kind und Eltern psychologisch betreut. Oft hilft dabei eine Trennung von der Familie (Verwandtenbesuch, Klinikaufenthalt). Strafe und Belohnung sind vorsichtig zu handhaben. Das nicht selten verwöhnte Kind wird zur Eigenverantwortung erzogen und die leider oft gesteigerten mütterlichen Emotionen abgebaut (fehlgesteuerter Muttertrieb, zu frühe oder strenge Reinlichkeitserziehung!). Das Kind wird aktiv in die Behandlung eingeschaltet (Heilpädagogik), muß also seinen Harndrang beobachten und das Zurückhalten trainieren. Es soll seine Bequemlichkeit oder Trägheit bekämpfen und den Wecker selbst einstellen, die Wäsche richten und waschen (zur Maschine bringen), Bilanz schreiben etc. – Abendliches Fernsehen oder Lesen erregender Bücher ist nachteilig, besser ist körperliche Ermüdung durch Spazierengehen, Spielen etc. In der Familie wird das zuvor überbewertete Problem heruntergespielt. Medikamente und Psychotherapie mit Elternberatung ergänzen in schwierigen Fällen dieses Programm.

Klingelhöschen (Weckapparate) sind eher bei älteren Kindern angezeigt. Die Erfolgsrate liegt bei 60%.

— *Einnässen am Tage*

Seltener als das nächtliche Bettnässen ist das unwillkürliche Naßwerden am Tage (Enuresis diurna); beides kann zusammen auftreten. Diese Erscheinung bleibt nicht so leicht vor anderen Personen verborgen; entsprechend sind die seelischen Auswirkungen – die Blasenschwäche am Tage kommt immerhin noch bei 2% der Sechsjährigen vor. Wenn der Arzt keine organischen Fehler findet (siehe oben), ist es wichtig, das Kind zum rechtzeitigen Wasserlassen zu erziehen. Kleinere Kinder warten beim Spielen trotz Harndrang nicht selten so lange zu, bis er sie überwältigt und sie einnässen.

— *Bettnässen bei älteren Menschen hat andere Ursachen*

Störungen des Nervensystems, wie sie z.B. nach Schlaganfällen oder bei Hirnschrumpfung im Alter vorkommen, aber auch Krampfleiden (Epilepsie) können ebenso wie Behinderungen der Atmung am Hals beim Schlafen (z.B. Kropf) oder auch übermäßige Wasserausscheidung bei Prostata- und bei bestimmten Nierenleiden die Ursache sein. Hier wird man den Patienten am besten auf eine urologische Abteilung zur Klärung des Leidens und zu einem Behandlungsversuch einweisen müssen. Wir haben ein spezielles Blasentraining entwickelt, mit dem vielen Patienten, vor allem nach Schlaganfall geholfen werden kann (s. Kap. Inkontinenz).

Phimose und Balanitis (Vorhautverengung und Entzündung der Eichel)

Beim Kind, Mann und Greis treten verschiedene, relativ kleine, aber doch belästigende Leiden am Glied auf. Die kindliche Phimose sollte bereits von der Hebamme aufgedeckt werden. Dehnung und Umschneidung sind Sache des Arztes. Auch Verklebungen der Vorhaut dürfen nicht zu spät gelöst werden. Das Kind beschäftigt sich meist ab dem 3. Lebensjahr mit seinem Glied. Dabei löst es Verwachsungen und unechte Phimosen. Keinesfalls soll mit mehr oder weniger Gewalt an das Zurückstreifen der Vorhaut gegangen werden – es darf nicht weh tun! – Beim Mann läßt sich die Vorhaut leicht zurückziehen; jede Störung dieses Vorgangs ist krankhaft und daher vom Arzt zu behandeln. Die unter einer Phimose verbleibenden Unreinlichkeiten führen zur Entzündung der Eichel und im Laufe von vielen Jahren vereinzelt zu Peniskrebs. Letzteres trifft vermehrt auf die sogenannte Altersphimose zu, welche nach dem 50. Lebensjahr allmählich entsteht und wie die Vorhautverengung jeden Alters auch das Wasserlassen stört und so letztlich schwere Harnwegserkrankungen auslösen kann. Wenn eine Balanitis ohne Phimose auftritt, liegen Reizungen auf physikalischer (Reibung enger Wäsche), chemischer (Desinfektion, Reinigungsmittel) oder allergischer (Salbe, Nahrung) bzw. entzündlicher (Unreinlichkeit) Basis vor. Wenn tägliches Waschen und Pudern nicht rasch hilft, ist ärztliche Behandlung notwendig.

Letztlich sei noch die Paraphimose erwähnt, bei der die Vorhaut hinter der Eichel einklemmt und schmerzhafte, oft erhebliche Schwellungen und Entzündungen der Vorhaut entstehen. Das Lösen der eingeklemmten Vorhaut ist für den Arzt im Frühstadium einfach. Später hilft nur noch eine kleine Operation.

Nachwort

Der Ratgeber hat sich zum Ziel gesetzt, dem Leser die vorgegebenen Themen sachlich und fachgerecht, aber trotzdem verständlich darzustellen. Ist es doch dem Arzt, aber auch dem Patienten eine große Hilfe, wenn der Kranke über die anstehenden oder ihn interessierenden Themen und Probleme aufgeklärt ist. Er stellt sich den Problemen in der Regel aufgeschlossener und ruhiger entgegen und verliert zumeist die durch Unwissenheit verursachte Angst. Einige wenige Patienten lehnen die Aufklärung über ihre gesundheitlichen Probleme strikt ab; hier ist es dann von großer Bedeutung, wenn die Angehörigen sich mit den Themen dieses Buches vertraut machen und mit ihrem erworbenen Wissen dem Patienten beistehen.

Leider wird die breite Aufklärung der Bevölkerung in den Medien heute durch Weisheit aus zweiter Hand, also von Nichtfachleuten oder aber von »falschen Propheten« unterbreitet; auch die offizielle Lehrmeinung ist häufig das Wissen von gestern (Zitat eines bekannten Universitätsprofessors).

Hierzu muß man auch wissen, daß der Bundesgerichtshof der ärztlichen Aufklärungspflicht Grenzen gesetzt hat: Wenn eine Behandlung dem jeweils zu fordernden Standard genügt, braucht der Patient nicht darüber aufgeklärt werden, daß dieselbe Behandlung andernorts besser und mit geringerem Komplikationsrisiko möglich ist. Hier ist besonders an die Prostataoperierten zu denken, die heute vielerorts noch mit Hochdruckirrigation und bei modernen Methoden nicht mehr notwendigen Bluttransfusionen oder gar noch mit Hilfe der chirurgischen Operation einschließlich Bauchschnitt und eines höheren Lebens- und Komplikationsrisikos ausgeführt werden. Natürlich ist zu bedenken, daß Spitzenleistungen im operativen Bereich nur von einer Minderzahl der Operateure geleistet werden können und im Regelfall eine solide Ausführung der herkömmlichen Operationen ausreicht. Je älter der Patient jedoch ist und je höher sein Operationsrisiko durch Alterserkrankungen, desto mehr ist er auf schonende Operationsverfahren wie zum Beispiel die Niederdruck-TURP angewiesen, mit der normalerweise gut zu überstehende Komplikationen von vornherein vermieden werden können. Dazu gehören auch die Folgen von vorsorglichen antibiotischen Behandlungen, von Embolieprophylaxe bei eingreifenderen Operationen und von längerem Liegen im Bett sowie vermeidbaren Zusatzbehandlungen.

Wem allerdings das Beste gut genug für seine Gesundheit ist und wer das geringste Risiko eingehen will, der findet auch einen Weg, um an die schonendste Operationsmethode, die Niederdruck-TURP, zu kommen.

Letztlich sei noch ein Wort zur sicher berechtigten Antiraucherkampagne angefügt. Hier ist das Bibelwort vom Splitter im Auge des anderen und im Balken des eigenen berechtigt. Jeder riecht und sieht zwar die Sucht des Gebrandmarkten, negiert aber meist das eigene oft noch schädlichere Fehlverhalten, zu denken ist hier zum Beispiel an die Umweltverschmutzung (Automißbrauch), die Überernährung mit übertriebenem Zucker- und Fettverbrauch (Eß- und Naschsucht) und den unmäßigen Fleischverzehr mit den krankmachenden Folgen. Fleisch ist am höchsten mit Strahlung – Becquerel – sowie Antibiotika, Hormonen und giftigen Chemikalien aus der Tierhaltung belastet. Ganz zu schweigen von den großen Gefahren der Tiefkühlkonservierung. Dazu kommt das unsinnige Schlachten und die Kotverseuchung der Natur. Der Mensch erfindet hunderterlei Dinge, um sich und seine Zeitgenossen letztlich umzubringen.

Vergessen wird immer wieder, daß der Mensch ein irrationales Wesen ist, dem es schwer fällt, sich der Vernunft zu beugen und der meist erst durch Schaden klug wird. Die Autoren, die ja denselben Gesetzen unterliegen, wären zufrieden, wenn diese Schrift zum Verständnis der eigenen Leiden und zur Toleranz gegenüber den Problemen unserer Mitmenschen beitragen würde.

Erklärung der Fremdwörter aus der Urologie

Abdominaltumor
 Geschwulst im Bauchraum

Adenom
 gutartige Drüsengeschwulst

Adnexe
 bei der Frau: Anhanggebilde, z. B. Eileiter, Eierstöcke, beim Mann: Samenblasen, -strang, Hoden und Nebenhoden

Adnexitis, männliche
 Entzündung der Samenwege

Allopathie
 eigentliche Schulmedizin

Analfissur
 Einriß der Afterschleimhaut

Androgenblockade
 zur Behandlung des Prostatakarzinoms

Andrologie
 Lehre von der Zeugungsfähigkeit des Mannes

Angiographie
 Röntgendarstellung der Blutgefäße mit Kontrastmittel

Antiandrogene
 Heilmittel mit Wirkung gegen natürliche Androgene

Antibiotika
 biologischer Wirkstoff aus Stoffwechselprodukten von Mikroorganismen, andere Mikroorganismen im Wachstum hemmend oder abtötend

Anus
 After

Arteriosklerose
 Arterienverkalkung

Bakterienflora
 Ansammlung von Kleinlebewesen

Balanitis
 Entzündung der Eichel

Betatron
 Einrichtung für Geschwulstbestrahlung mit harten Strahlen

Bilharziose
 Tropenkrankheit verursacht durch Würmer

Biopsie
 Entnahme von Gewebe aus einem Organ

Bulbourethraldrüse
 Drüse in der Harnröhre

Candida albicans
 Pilz, auch Soor genannt

Chlamydien
 Kleinstlebewesen, zwischen Pilzen und Bakterien stehend

Colliculus
 männlicher Samenhügel

Computertomographie
 Schichtaufnahmeverfahren, das zum Bildaufbau einen Computer einsetzt

Divertikel
 sackartige Ausstülpung eines Hohlorgans

Dysurie
 Mißempfinden beim Wasserlassen

Ejaculatio praecox
 vorzeitiger Samenerguß

Ejakulation
 Samenerguß

Elektrolyt
 wäßrige Lösung von Salzen, Säuren oder Laugen, die den elektrischen Strom leitet

Elektroresektion
 elektrisches Herausschneiden von Gewebe

Emphysem
 Luftansammlung im Gewebe

Endokrinologie
 Lehre von Drüsen mit innerer Sekretion (Funktion und Hormone)

Endoskopie
 Untersuchung von Körperhöhlen mit meist optisch ausgestatteten Röhren und elektrischer Lichtquelle

Enterokokken
 Darmbakterien des Menschen

Enuresis
 unwillkürliches Harnlassen

Epididymitis
 Entzündung der Nebenhoden

Erektion
 Gliedsteifung

Exprimat
 Preßsaft, z. B. aus der Prostata

Fibrinolysat
 Spaltprodukt von Fibrin

Fibrom
 gutartige Geschwulst aus Bindegewebe

Fluor
 Ausfluß, z. B. aus der Harnröhre

Fokus
 entzündlicher Herd, Eiterherd

Follikelhormon
 weibliches Sexualhormon

Gonokokkus
 Erreger des Trippers

Gonorrhö
 Tripper

Hämorrhoiden
 krampfaderartige, knotenförmige Erweiterung der im Afterkanal liegenden Venen

Hämospermie
 Blutbeimengung im Sperma

Histologie
 Lehre von den Körpergeweben und ihrer mikroskopischen Untersuchung

Hydrozele
 Wasserbruch (am Hodensack)

Hyperthermie
 Überwärmung (von Gewebe)

Hypertrophie
 Größenzunahme eines Organs

Hypophyse
Hirnanhangsdrüse

Hypoplasie
Unterentwicklung von Organen, aber auch von Muskulatur

Implantation
Einpflanzung

Impotenz
Zeugungsunfähigkeit

Inkontinenz
unfreiwilliger Abgang von Harn

Isotopennephrographie
Funktionsdiagnostik der Nieren durch Radioaktivitätsmessung

Kastration
Entfernung der Keimdrüsen

Katheter
Plastik- oder Gummischlauch zum Entleeren der Blase

Kavernosographie
röntg. Kontrastdarstellung der Schwellkörper

Kernspintomographie
Diagnoseverfahren unter Nutzung eines Magnetfeldes

Klimakterium
Wechseljahre bei Mann und Frau

koagulieren
gerinnen, verkochen

Kobaltbestrahlung
Geschwulstbehandlung mit harten Strahlen (radioaktives Kobalt)

Koloskopie
diagnostische Betrachtung des Dickdarms

Kondylom
nässende Hautpapel

Konjunktivitis
Entzündung der Bindehaut

Laser
nach physikal. Prinzip gebündelte Lichtstrahlen

Lymphographie
Röntgendarstellung der Lymphwege

Metastasen
Tochtergeschwülste einer bösartigen Geschwulst

Mikrocurie (μCi)
Einheit der Radioaktivität, Maß für die »Stärke« des radioaktiven Präparats als Teil der Einh. Curie

Miktion
Wasserlassen

Morphologie
Lehre von der Gewebestruktur, auch Formenlehre

Mykoplasmen
Kleinstlebewesen zwischen Viren und Bakterien

Mykosen
Pilzerkrankungen

Myom
gutartige Muskelgeschwulst

Natrium
lebenswichtiges Element (Alkalimetall) zur Bildung von Körpersäften

Nierenscan
Aufzeichnung einer automatischen Abtastung der Nieren mit Hilfe der Szintigraphie

Nykturie
verstärktes, nächtliches Wasserlassen

Orchiektomie
Entfernung des Hodengewebes aus der Hodenhülle

Orchitis
Entzündung des Hodens

Orchiektomie
operative Entfernung des Parenchyms der Hoden

Organotherapie
Behandlung mit Extraktauszügen von tierischen oder menschlichen Geweben

Paraphimose
eingeklemmte Vorhaut

Phimose
Verengung der Vorhaut

Phosphatase
Enzym (Stoffwechsel steuernd)

Polyurie
häufiger Harndrang

Potentia coeundi
Fähigkeit zum Beischlaf

Potentia generandi
Zeugungsfähigkeit

Priapismus
krankhafte Steifung des männlichen Gliedes

Prostaglandine
Stoffe vielfältiger Wirkung in der Samenflüssigkeit

Prostata
Vorsteherdrüse

Prostatahypertrophie
wissensch. Bezeichnung für Altersprostata, auch Prostataadenom

Prostatektomie
Entfernung des Adenoms der Vorsteherdrüse

Prostatiker
prostatakranker Patient

Prostatitis
Entzündung der Vorsteherdrüse

Proteus
Gattung gramnegativer, zumeist beweglicher, vielgestaltiger Bakterien

Pyelitis
Entzündung des Nierenbeckens

Pyelonephritis
Entzündung von Nierenbecken und Niere

Rektoskopie
Darmspiegelung

Salpingitis
Entzündung des Eileiters

Sedimentation
Ablagerung eines Bodensatzes bei Flüssigkeiten

Sitosterin
Wirkstoff einer afrikanischen Pflanze

Sonographie
bildliche Darstellung mit Ultraschall

Sphinkter
Schließmuskel

Staphylokokkus
kugelförmige Bakterie in traubenförmiger Anordnung

Sterilisation
Unterbrechung der Samen- bzw. Eileiter (Unfruchtbarmachung)

Symphyse
Schambeinfuge

Szintigramm
Leuchtbild, welches durch Einwirkung der Strahlung radioaktiver Stoffe auf eine fluoreszierende Schicht entsteht, z. B. zur Nierendiagnostik

Tabes dorsalis
Rückenmarkschwindsucht als Spätform der Syphilis

Tefloninjektion
Kunststoffaufschwemmung zur Behandlung von Inkontinenz (örtliche Einspritzung)

Tenesmen
krankhafter Harn- oder Stuhldrang

Toxine
Bezeichnung für Giftstoffe, die von Bakterien, Pflanzen oder Tieren ausgeschieden werden

transurethral
Weg durch die Harnröhre in die Blase

Trichomonaden
einzellige Krankheitserreger

Ulmer Trunk
Nährsalzlösung ohne Kalorien (Modifast)

Ultraschall
Schallwellen mit best. Frequenzen werden zur diagnostischen Darstellung eingesetzt

Urämie
Harnvergiftung

Ureter
Harnleiter

Ureterorenoskopie
Harnleiter-Nieren-Spiegelung

Urethra
Harnröhre

Urethritis
Entzündung der Harnröhre

Urethroskopie
endoskopische Untersuchung der Harnröhre

Uroflow
Harnflußmessung

Urogenitale
Harn- und Geschlechtswege

Urogramm
  Röntgenkontrastbild des Harnapparats

Urologie
  Lehre von den Krankheiten der Harnorgane, einschließlich der männlichen Geschlechtsorgane

Varikozele
  Krampfaderbruch am Hoden

Vesikulitis
  Spermatozystitis = Entzündung der Samenbläschen

Vesikulographie
  Röntgendarstellung der Samenblase

Zyste
  mit wäßriger Flüssigkeit gefüllter Hohlraum

Zystitis
  Entzündung der Harnblase

Zystoskopie
  Spiegelung der Harnblase

Zytologie
  Lehre von den Zellen, spez. deren mikroskopische Untersuchung

Zytoplasma
  Protoplasma, Innensubstanz tierischer und pflanzlicher Zellen

Sachverzeichnis

Abführmittel 49
Abwehrschwäche 45
Adnexis 45
Adnexitis s. Geschlechtsorgane, Entzündungen der
AIDS 27, 54
– Ansteckung 54, 56
– Infektionsweg 55
– Safer Sex 57
– Vorsorge 57
AIDS-Phobie 58
AIDS-Test 58
Allopathische Medikamente 98
Altersleiden 93
Altersprostata 17, 77 ff
– Auftreten 18
– Behandlung, konservative 92
– – vorbeugende 92
– Geschichte der 77
– Krankheitssymptome 80
– medikamentöse Behandlung 96
– Reizstadium 80 ff
– Selbstheilung 80
– Ursachen 18, 78
Alterungsprozesse 93
Analhygiene 51
Antibiotika 25
Auslandsreisen
– Gefahr bei 58
Ausscheidungsurogramm 108
Auto 50
Autoinfektion 25

Balanitis 161
Bauchtumoren 155
Befruchtung
– künstliche 74
Belastung, seelische 92
Beschwerden
– anogenitale 30

Bettnässen (Enuresis) 159
– bei älteren Menschen 160 f
Bewegung
– tägliche 48
Biopsie 116
Biotherapie 145 f
Bläschendrüse 13
Blase 15, 31
Blasenausstülpungen 83
Blasenentzündung
– chronisch 19
Blasenhals 11 f
Blasenschließmuskel 14
Blasenspiegelung 115
Blasensteine 84
Blasentumor 88
Blut 26
Blutdruck
– hoher 49
Blutharn 88 f
Bluttransfusion 133 ff

Candida-Pilze 43
Chirurgische Prostatektomie 131 ff
Chlamydien 37 f
Computertomographie (CT) 109, 112

Darmbakterien 28
Darmpflege 51
Diät 94
Doppleruntersuchung 66
Durchblutungsstörungen
– arterielle 68

Ehe
– Kinderlosigkeit 61
– Kinderwunsch 61
Einnässen 157
– am Tage 160
Eiterherd 26

Sachverzeichnis

Ejakulat s. Samenerguß
Elektroresektion 148
Endoskopie 115 ff
Endoskopische Operation
– Technik 127 ff
Erektion 34
Erektionshilfe 71
Erektionshemmung 66
Erektionsstütze 72
Erkältung 25
Erkrankungen
– der Prostata 16 ff
Ernährung 94
– Astronautenkost 46
– Diätmittel 46
– Ulmer Trunk 46
– Vollwertkost 46
Exprimat 15, 120

Fremdinfektion 27
Fremdkörper 25
Funktionsszintigramm 113

Ganzheitsmedizin 9
Genitaltuberkulose 41
Geschlechtsdrüse 13
Geschlechtskrankheiten
– Gonorrhö 37 f
– Tripper 37
– AIDS 27, 54
– Syphilis, Lues 27, 40
Geschlechtsorgane
– Entzündungen 19
– männliche 11
– – krankhafte Veränderungen 62
Geschwülste 16
– am Genitale 154
– des Nebenhoden 154
– am Penis 155 f
Gliedsteifung
– nächtliche 81

Gonorrhö 37 f
– Behandlung 40
– Erreger 39
– Symptome 39
– Verlauf 39
Gymnastik 96

Harnblase 13
Harnblutung 85
Harnflußmessung 118
Harninkontinenz 157
Harnleiter 11, 13
Harnröhre 12 ff, 14, 17, 25
Harnröhrenschnitt 33
Harnröhrenverengung 82
Harnsediment
– Bestandteile 29
Harnvergiftung 85
Harnverhaltung 28, 82
– Katheter bei 82
Harnwege
– Geschwülste der 87
Heilbäder 59
Heilkur 94
Heilwirkung 95
Herderkrankung 19
Herdsanierung 27
Herdsuche 27
Hoden 11
Hodenausschälung 147
Hodenersatz 75
Hodenoperation 150
Hodentorsion 54, 155
Hodentumor 154
Homöopathische Heilmittel 96
Homosexualität 33
Hormone 98 ff
Hygieneslip 101
Hypochonder 53
Hypochondrie 20, 21 ff, 34

Impotenz 34, 64, 138
– Behandlung
– – SKAT 66, 73
– – Stabimplantation 73
– Diagnose 65
– organische 64
– Untersuchung 65
– Ursachen 65
Infektabwehr 34
Infektion
– bakterielle 26, 41
– Virus 41
– AIDS 27, 54
– nicht spezifisch 27
Inkontinenz
– postoperative 137
Inkontinenzklemme 101
Isotopennephrographie 111

Johannistrieb 81

Kältechirurgie 134, 151
Kältetherapie 53
Katheter 100
– Ballonkatheter 99
– Behandlung 99
– Dauerkatheter 99
– Fistelkatheter 99
Kavernosographie 66
Keimflora 25
Kochsalz 48
Krampfaderbruch (Varikozele) 155
Krankheitssymptome 27
Krebsnest, Prostata
– ruhendes 147
Krebsvorbeugung 144 ff
Kur zu Hause 95
Kurbehandlung 58

Laboruntersuchungen 117 ff
Lebensalter 16
Lebensweise 46

– Regulierung 47
Leisten-Hodenbruch 155
Libidoverlust 34
Lymphadenektomie 150
Lymphknoten
– operative Entfernung 150

Medizin
– anthroposophische 9
– homöopathische 9
– pflanzliche 9
Mikrokosmos 9
Mineralwasser 48
Moorpräparate (Salhumin) 98
Mykoplasmen 37 f
Mykosen s. Pilzerkrankungen

Nachträufeln 137
Naturheilverfahren 9
Nebenhoden 11, 31
Nebenhodenentzündung 135
Nervensystem
– vegetatives 20, 32
Neurose 20, 32 f
Nierenbeckenentzündung 20
Nierenclearance 113
Nierenentzündung 20
Nierenerkrankungen 49
Nierenkoliken 87
Nierenspiegelung 116
Nierentumor 89
Nierenuntersuchung 111
Nuklearmedizinische Diagnostik
  111 ff

Onanie 30
Operation
– der Prostata 122 ff
Operationsrisiko 123 f
Oszillogramm 113

Papaverintest 66

Sachverzeichnis

Partnerinfektion 35
Partneruntersuchung 42
Partnerwechsel 60
Penis 13
– Röntgendarstellung 70
Penisfraktur 156
Peniskrebs 156
Penisprothese 67, 69 ff, 70
– automatische 75
– hydraulische 75
Penizillin 25
Persönlichkeitsmerkmale 32
Pflanzenheilmittel 96 ff
Phimose s. Vorhautverengung
Pilze 25
Pilzerkrankungen 60
Potenz 137
Priapismus 68
Prostata 11 ff
– Beschwerden 19
– Darstellung im Querschnitt 22
– Einfrieren der 135 f
– des Erwachsenen 16
– des Jugendlichen 16
– kindliche 16
– seitlicher Querschnitt 17
– Radikaloperation 149
Prostataadenom 86
Prostataabszeß 22
Prostata-Bilharziose 43 f
Prostatadivertikel 22
Prostatadrüse
– Entfernung 53
Prostataentzündung 15
– akute 25
– bakterielle 26, 34
– Behandlung
– – symptomatisch 51 ff
– – chronische 27, 30 ff
– – Allgemeinsymptome 31
– – Behandlung 45
– – Vorbeugung 43, 52

– Entstehungsweg
– – absteigend 26
– – aufsteigend 26
– – fortgeleitet 26
– Jugendlicher 16
– spezifisch 26
– Ursachen 26
– venerisch 26
Prostatageschwulst 89
– Behandlung 94
– – operative 90
– Vorbeugung 94
Prostatakrebs 45, 139 ff
– Behandlung 146 ff
– – medikamentöse 152 f
– Biopsie 141
– Erkennung 145
– Früherkennung 139
– Frühstadium 140
– Häufigkeit 140
– Heilchancen 142
– Hormone 147 f
– Krebsnester, ruhende 140
– Metastasen s. Tochtergeschwülste
– Operation mit dem Messer 148
– Selbstuntersuchung 141
– Schutz vor 143 ff
– Stadien 145 f
– Sterblichkeit 140
– Strahlenbehandlung 151 f
– Symptome 139
– Tochtergeschwülste 142
– Verlauf 141
– Vorsorgeuntersuchung 140
– Zusatzbehandlung 153
Prostataoperation
– Elektroresektion 122, 148
– TURP 124
– transurethrale 123
– Nachbehandlung 136
Prostatasaft 15
Prostatasekret 11, 14

Prostataspiegelung 116
Prostatasteine 22
Prostatektomie s. Prostataoperation
Prostatitis s. Prostataentzündung
Psychopath 53
Psychotherapie 52
Pubertät 16
Pyelogramm
– intravenös 15

Reflux 113
Reitersche Krankheit 37
Reizmittel 25
Rekonvaleszenz 137
Rektum 11
Retortenbaby 74
Restharn
– Infektionen des 84
– Untersuchung 105
Restharnbildung 82, 83
Risikopatient 123 f
Röntgendarstellung
– der Blutgefäße 110
– der Harnblase 20
Röntgenuntersuchung 104, 107 f

Samenblase 11, 17, 22
– Sekret 14
Samenerguß 11, 14, 31
Samenfäden 11
Samenfluß 31
Samenkanälchen 26
Samenleiter 11, 13
– Unterbindung 135
Samenwege 31
Samenzellen 62
Sauna
– Hygiene 59
Scheidensekret
– Untersuchung 35
Schließmuskelverhärtung 82
Schwellkörper 13

Schwellkörperdrüsen 11
Schwimmbad
– Hygiene 59
Sequenzszintigramm 113
Sexualpraktiken 60
Sexualstörungen 21, 30, 33 f, 138 f
SKAT 66
– automatische Spritze 73
SKAT-Injektionen 67
Sonographie 107
Sport 47
Stabimplantation 73
STD (sexually transmitted disease) 27
Stenose 33, 137
Strahlenbelastung 110
Syphilis 27, 40
– fehlerhafte Tests 42
Szintigraphie 113

Teegemische 97
Transurethrale Elektroresektion (TURP) 123, 148
Transurethrale Prostatektomie 124 ff
Transurethrale Resektion (TUR) 122 ff
Trichomonaden 15, 35
– Erkrankung 36
– beim Säugling 37
Triebverlust 71
Tripper s. Gonorrhö
Tripper 27
Tuberkulose
– der Prostata 40 f
TURP 122 ff, 148

Unfruchtbarkeit 61
Unterleibsentzündungen 50
– Behandlung 50 f
– chronische
– – operative Behandlung 53
– Folgen von 63

Sachverzeichnis

Untersuchung
– ärztliche 14
– Partner 23
– rektal 28, 105 f
Urämie s. Harnvergiftung
Urethra
– prostatische 12
Urethritis
– abakteriell 27
– bakteriell 27
– nicht spezifisch 27
Urethroskopie 115
Urethrotomie s. Harnröhrenschnitt
Urin
– Auffangbeutel 101 ff
– Flasche 103
– Gebrauch der 158 f
– Sediment 29
– Status 117
Urogenitalsystem

– Vorsorgeuntersuchung 120
Urologische Untersuchung 103 ff, 107

Vegetative Dystonie s. Nervensystem, vegetatives
Virusinfektion 41
Vorhautverengung 161
– Entzündung 161
Vorlagen 100
Vorsorgeuntersuchung 91 ff, 104

Wärmebehandlung 30
Wasserbruch (Hydrozele) 154

Zeugungsunfähigkeit 61
– Untersuchung 62
Zweigläserprobe 31
Zysten 16
Zystoskopie 115

Von denselben Autoren

Reuter, H. J. / Epple, W. / Reuter, M. A.

Blasenleiden bei Frauen

Reizblase, Inkontinenz und andere Unterleibsbeschwerden · Krankheitszeichen, Ursachen, Behandlung · Beckenbodentraining zur Vorbeugung
128 Seiten, 29 Abbildungen

Blasenleiden bei Frauen – ein oft als peinlich empfundenes und deshalb tabuisiertes Thema. Probleme mit den Harn- und Geschlechtsorganen treten jedoch bei Frauen – im Gegensatz zu Männern, die erst im Alter Störungen auf sich zukommen sehen – in allen Lebensabschnitten relativ häufig auf. Die Ursachen dafür liegen zum Teil im Körperbau der Frau begründet: Durch die relativ kurze Harnröhre können Krankheitserreger rasch ins Körperinnere vordringen. Die enge Nachbarschaft von Ausscheidungs- und Geschlechtsorganen führt zu Wechselwirkungen und begünstigt Infektionen.

Schwangerschaften, körperliche und seelische Belastungen sowie falsches Verhalten verstärken Beschwerden im »Unterleibsbereich«, wie z. B. Harninkontinenz, Senkung, Entzündung.

Die Autoren – Urologen und Gynäkologe – gehen den Ursachen von Blasenleiden nach. Sie beschreiben die Krankheitszeichen, die Untersuchungsgänge und die Behandlungswege. Sie legen großen Wert auf das Verständnis der Zusammenhänge von Blasenbeschwerden mit Genital-, Stein- und Tumorleiden.

Das Buch nimmt die Furcht vor dem Gang zum Arzt und hilft auch, sehr Persönliches und Unangenehmes anzusprechen. Es ermöglicht, mit Verhaltens- und Selbsthilfemaßnahmen Blasenleiden vorzubeugen bzw. bei Beschwerden die Behandlung wirkungsvoll zu unterstützen.

Diese Bücher sind im Buchhandel erhältlich.
Informationen erhalten Sie bei:

≡ TRIAS THIEME HIPPOKRATES ENKE
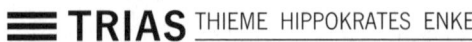
Rüdigerstraße 14, 7000 Stuttgart 30